不可思議

分子共振健康法

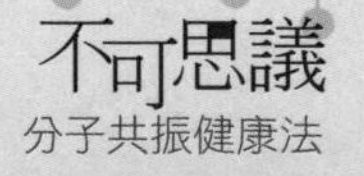
不可思議
分子共振健康法

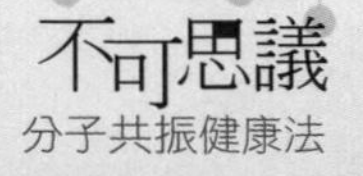
不可思議
分子共振健康法

不可思議
分子共振健康法

小朋友都能學會的分子共振法
為全家人打下健康的基礎。

學習分子共振，是助人助己並減少醫療支出的好方法，
值得推廣給——家中有需要照護家人的照護者、
弱勢族群、長年慢性病痛纏身者、身處醫療資源貧乏
地區的人們，以及有心為大眾服務的醫療人員與志工。

胡友寧——著

寫書緣起 Origin

對我而言，寫書是一件挺麻煩的事，因爲要拿起筆將單一文字串連起來，成爲有意義的句子，再將句子排列重組成文章，讓自己看得懂很容易，還要別人也看得懂就有點難了。但是，眞的有一些理由讓我不得不寫。

理由之一：分子共振療法是我研究的，對外界而言，還是陌生的東西，我可以簡單的敘述過程如下：

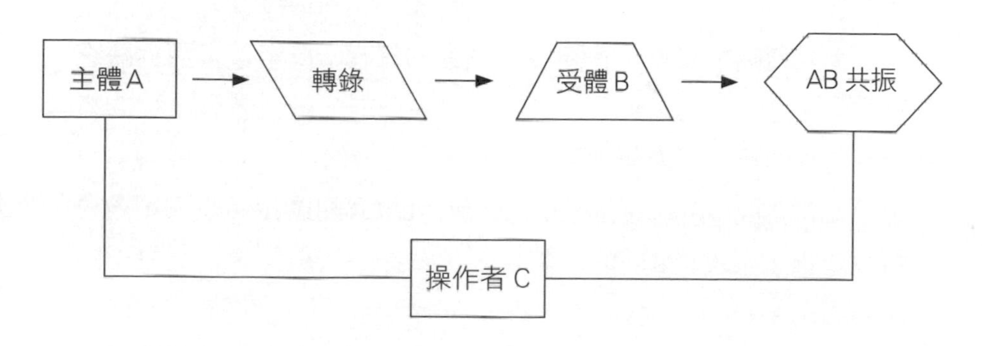

由C將A的分子轉錄到B身上後，再讓A、B兩端產生共振，改變A的分子排列，達到機制修復的目的。

但是聽過解釋的人還是會一頭霧水，心想：這怎麼可能？哪有這麼奇的事？只要敲一敲小白，身上的疼痛就會好轉？這是不是巫術？連我的學生都只能結結巴巴地回答世人的存疑，如果我不訴諸文字詳細解說，怎麼抵擋得了人們光怪陸離的想法！

理由之二：我希望這項技術可以推廣到醫療資源缺乏的地區或國家。

這種心情有點像基因工程人員試圖以基因工程改造農作物，順利在沙漠地區栽種成爲糧食，以解決開發中國家日益嚴重的糧荒問題。

你知道嗎？每年，在開發中國家約有五十萬名孩童因爲缺乏維生素A造成永久失明。爲了終止這項悲劇，研究基因工程的科學家將水仙花的基因與細菌的基因插入稻米的DNA中，成功培育出一種富含β胡蘿蔔素的金黃色稻米，已知β胡蘿蔔素在人體內會轉化成維生素A。目前的計劃是，免費提供這種稻米給開發中國家的農民。

此外，科學家還在番薯的植株體內，植入會表現一種膳食蛋白的基因，這種蛋白質含有大量成人必需的八種胺基酸，而這種高蛋白的番薯很容易栽培，對那些不易獲得高品質蛋白質食物的開發中國家，具有特殊的價值。

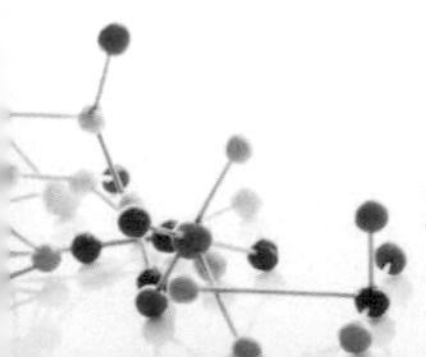

當我從書上閱讀到關於基因工程科學家的努力和理想時，既感動又興奮，我所研究的分子共振療法，其中有一個區塊也使用了類似基因轉殖的技術，我將它稱爲生物優質性轉錄，這種看似簡單的轉錄技術，背後所需具備的高度綜合的自然科學知識和醫學原理的深度和複雜度遠非一般人所能瞭解。基因轉殖工程對多數人來說是一門新的技術，而且以跨國際研究之姿被世人矚目，也被世人批判。分子共振是手療技術，但以科學理論提出，對手療界而言也是首次。我對分子共振的期許和農業基因工程研究人員的願景是一樣的，希望這套保健療法能藉由文字傳播開來，讓更多人去研究它，不僅運用在手療方面，還可以運用在其他科學工程方面。

理由之三：自我醫療（Self-Medication）爲今日醫學的趨勢，雖然科技愈發達，我們獲取的醫療資源就愈充足，但醫療成本並未因此而降低，總體而言，我們付出的醫療費用是呈現逐年攀升的曲線，隨著人口結構的改變，一個家庭花費在醫療方面的費用，是不可能減少的。單就這一點而言，我覺得每個人都應該學會一些照顧自己和照顧家人的醫療手法，當我們的醫療常識愈充足時，做出來的決定就愈明智。

Origin

分子共振可轉錄的分子載體是多樣的，操作時也不需受場地的限制，資源取得非常容易，很適合在家中操作，而且不限年齡層次，人人可學，尤其不打針、不吃藥，被治療的人也可以自由活動，因爲操作過程中病人完全不會有疼痛的感覺，對小孩或怕痛的人而言，再適合不過了。

再者，因爲使用分子共振時完全不需碰觸患者，對於有傳染病的患者而言，不但增加舒緩的機會，也可以保護操作者的安全。

因此，分子共振療法是體現自我醫療最恰當的途徑，我必須訴諸文字，讓更多人獲得這方面的訊息。

胡友寧

■本書所述為另類療法，僅為正規醫療之輔助，生病時，請先尋求正規醫療，以避免病情延誤。

閱讀導引

我本來想將分子共振分為初階、進階、高階三本來寫，但是這樣寫會有一些遺漏或重複，也會增加讀者的負擔。因此，我決定寫成一本書，包含所有分子共振的體系，不過考慮到讀者的醫療專業程度和需求，所以有一些細節略而不談，日後有機會再以專書講述。

1.閱讀本書有兩種方式：

（1）如果你想立即體驗分子共振的力量，直接進入簡易分子共振的章節，即第2章，之後挑選註明初階的章節閱讀。

（2）如果你希望先瞭解分子共振的原理原則，請依書本章節順序。

2.建議：

一般性讀者可選擇第一種方式，有空、有興趣或遇到難解疾病時再詳看原理、原則。專業人士、研究人員、醫療人員建議依書本章節順序。

每章節內都有案例，配合說明，細讀案例，瞭解操作點，對您操作分子共振時的效度有加分作用。

目錄
Contents

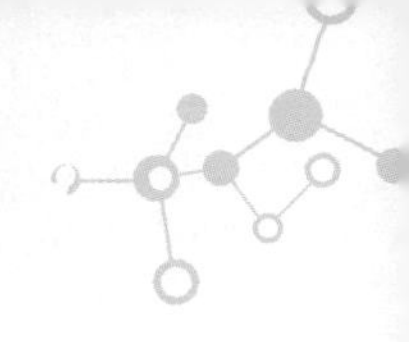

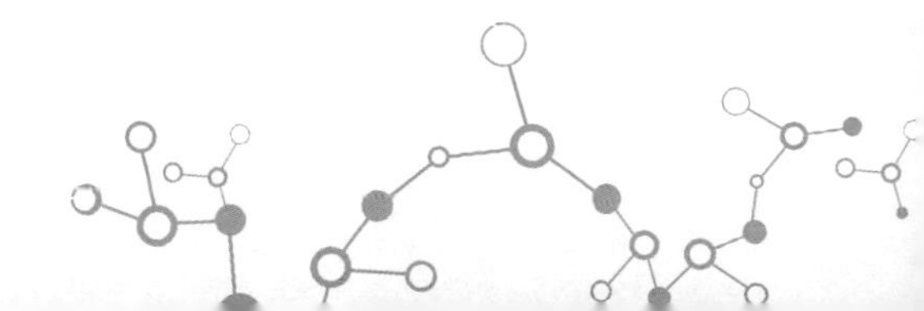

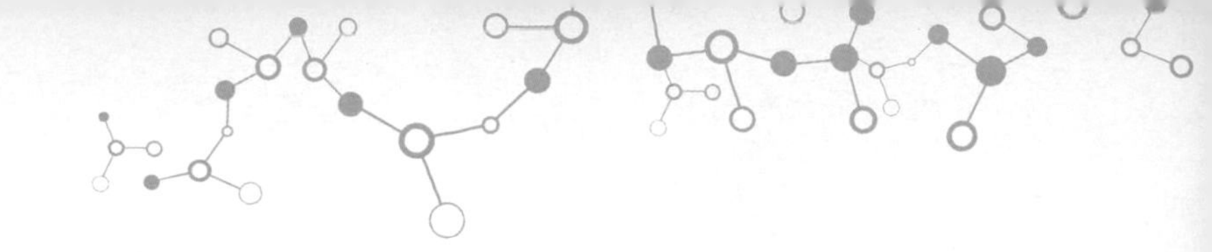

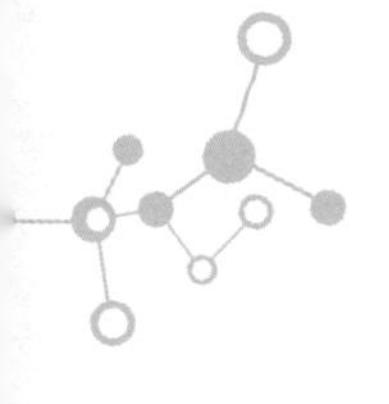

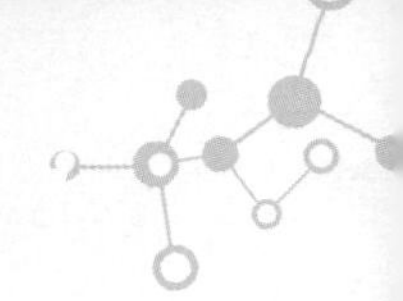

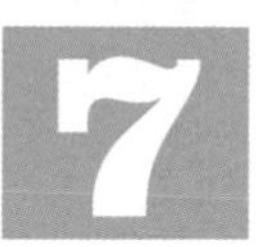

分子共振相關文章　179

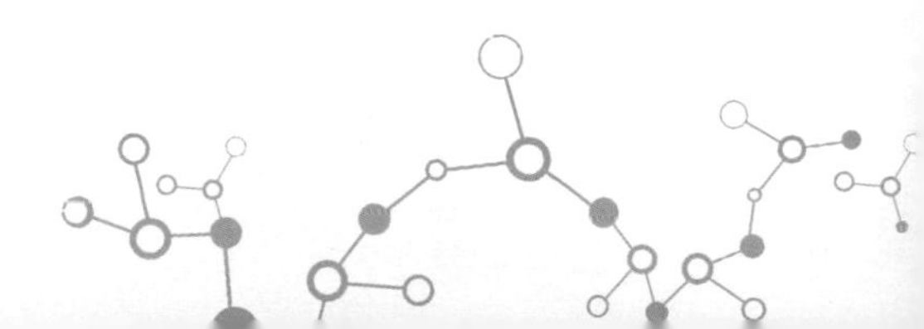

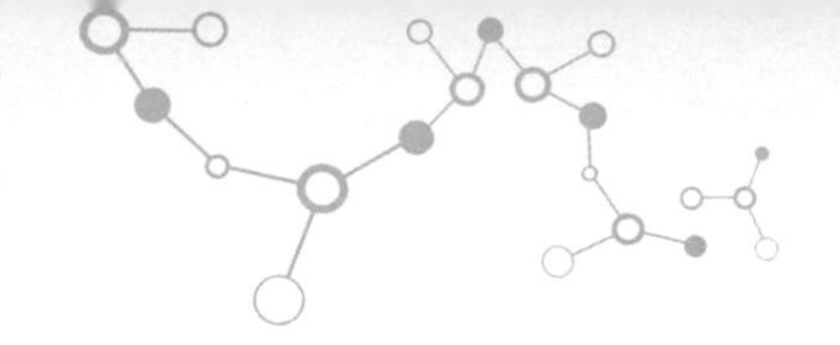

8 快速熟悉操作的方法　229

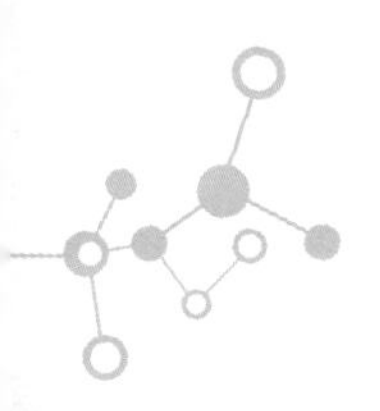

目錄
Contents

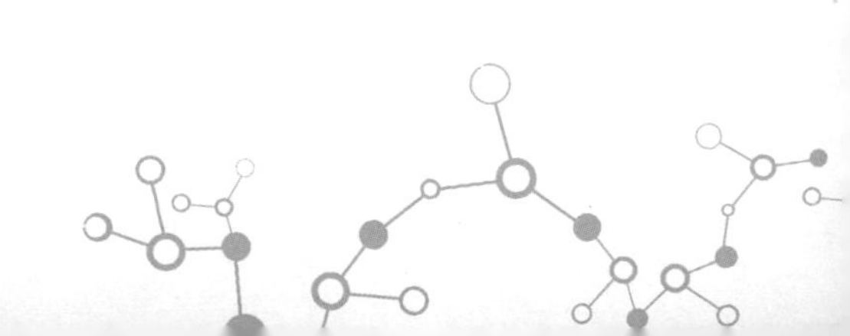

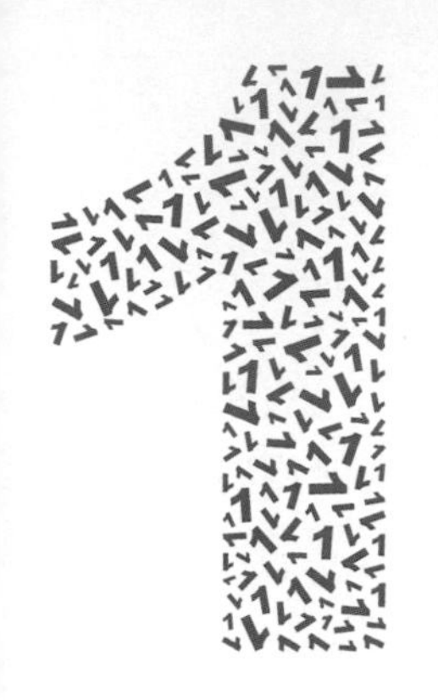

科學與奇幻相遇
——進階

1－1　我思故我在

由於我必須假設閱讀這本書的人們來自不同階層，擁有不同的學習背景，爲了避免在閱讀分子共振療法的章節時產生困惑，我愼重建議不要省略這一章。另外，不要懷疑，當你閱讀到分子共振療法的章節時，發現我的理論觀點和已被科學界認知的理論有相異之處，並不是我弄錯了。

在面對未知的現象時，科學家希望能先從已知的事實、定律或原理中，找到合理的解釋，但是在運用了既有的知識，想去了解新的現象卻產生衝突與矛盾時就會創造出新學說與新理論——相對論或量子物理就是這樣誕生的。最近微中子的發現，可能會顚覆愛因斯坦的狹意相對論，不久的將來又會有新的理論產生，這是可預見的。所以，我暫時不會承認自己弄錯了，因爲那是我和其他科學家持有不同的看法。對你而言，探究訊息的眞實性非常重要，但是我要說：不要有權威偏見，我們其實是不斷在建構新的眞實。我的概念對一般人而言也許陌生，但你不得不承認，我們如色斯金（Leonard Susskind）所說的一樣，我們受到自身神經結構上的限制，因此只能看見和構想某些事物，而看不到或構想另一些事物。對我而言，在分子共振療法的領域裡「可重複性」一詞確實要比「眞實」更好用。我將這個方法重複使用在不同的人身上，都得到相同的結果。

一個人會選擇積極地去處理某些問題，就是受到自身哲學信念的支配。在寫這本書準備將分子共振療法公諸於世之前，我已經強烈意識到分子共振療法可以爲手療醫學的發展帶來眞正的大躍進，這項手療新知也會對醫界產生深遠的影響，同時，還可能引發諸多道德、哲學與宗教上的議題與衝擊。根據我的理論，分子共振在人爲可能的操作領域將大於預期地不僅會被使用在醫療方面，它也可能成爲某些事件的工具。即使設想到這層嚴重性，我還是選擇do it。科學家的研究與發現廣泛地被用來使用在戰爭上，其實是「始料所及」，端賴人性道德如何以人群福祉爲出發點去善用才是最重要的。

1－2　認識建構生命世界的微小單位

所有的物質都是由原子構成的。原子究竟有多小，科學家估算，你呼出的一口氣中所包含的原子數目，至少有數百兆億個原子，而一粒沙子可能含有1.25億顆原子。原子的中心叫「原子核」，原子核中的質子帶正電，中子不帶電，而圍繞著原子核運轉的電子則帶負電。在一個電中性的原子中，電子的數目永遠與質子的數目相等，如果不相等，原子便成爲帶正（負）電荷的

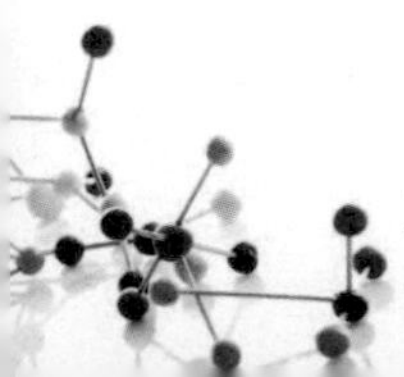

「離子」。

質子與電子之間的吸引力，可以使原子之間發生鍵結，形成「分子」。例如：兩個氫（H）原子和一個氧（O）原子，可以結合形成一個水分子（H_2O），一個碳原子（C）和兩個氧（O）原子，可以結合形成二氧化碳（CO_2），而我們所熟知的（DNA）去氧核醣核酸的雙螺旋分子，則是由數百萬個原子組織結合形成。分子雖然比原子稍大一點，但仍小得不可思議，一個250毫升的玻璃杯，大概可以裝一兆兆個水分子。

不過，不是所有的物質都是由分子構成，食鹽（NaCl）是由離子構成的。因爲原子、分子太小了，所以要用電子顯微鏡才能拍攝得到。不過DNA分子例外，光學顯微鏡就可拍攝，而鑽石分子肉眼便看得到，因爲它本身就是一個巨大的碳分子。還有平時我們聞到的香水味，就是香水分子。

如果說所有物質都是由原子構成的，那麼分子就是組成各種不同特性物質的單元。在這個宇宙裡，絕大部分的原子都是很古老的，它們可能已經存在無窮久的時間，以生物或非生物等不同型式循環著。從這個角度來看，構成你身體的原子，並不是你的，你只是暫時保管而已，以後還會有無數的原子的「保管人」。科學家喜歡用呼吸做比喻，如果你現在呼出一口氣，6年後，地球上任何一個地方的任何一個人，當他吸一口氣的時候，也會吸到6年前由你體內吐出的原子。所以，如果說：你的身上可能擁有愛因斯坦、牛頓或希波克拉底的原子，也不用懷疑。

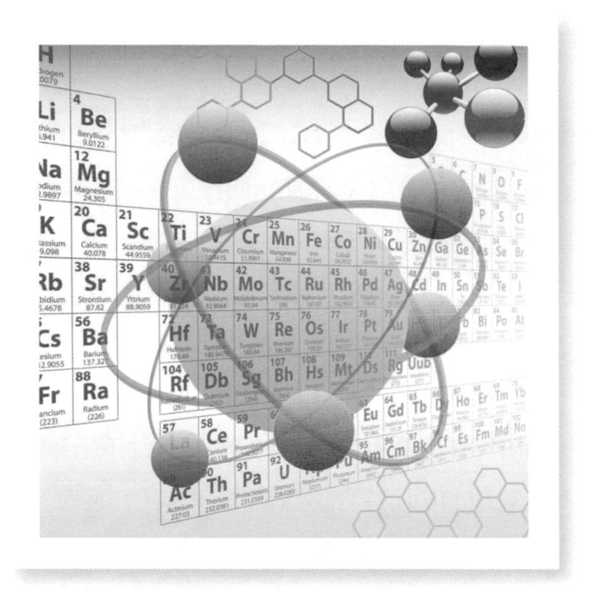

生命起源於原子的活動。

1－3　原子的前世今生

每當我對病人的問題陷入膠著狀態或百思不解時，我都會去走路，不停地走路，走大學的校園、走綠園道、走社區的巷子或是騎腳踏車，努力踩上陡坡再滑下來。出門時，我都會對孩子說：「我去消耗一下卡路里。」確實有點幫助。在消耗卡路里時，我不可能看書也無法查資料，只需要使用到大腦皮質的運動神經區，其他部門都讓它們暫時打烊。正因爲如此，腦內的分子活動減緩，有些還飛出體外，因爲不需要龐大的邏輯思考，也不需緊急遞補。分子間活動的空間變大了，飄浮在我的電力磁場之

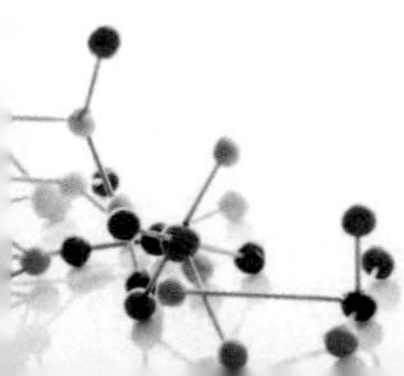

外的游離電子或原子藉機填補空缺，和原有的分子一起作用，我的靈光一閃常常是這樣來的。

這些游離的原子爲何只飄盪在我的周圍，而不飄盪在你的周圍，或其他人的周圍？那是因爲我的場發射出去的波對同類的游離原子具有強大的引力。這裡所講的同類原子指的是對我具有意義而對他人則否的原子。也就是說——它是有選擇性地與我的場內的原子共振，因爲頻率相同。正確地說是我的引力也同時吸引場外無限時空的與我頻率相同的原子，於是形成過去的原子或同時空的原子和我現在的原子一起共振的情形。

原子是有記憶的，生物的腦具有記憶的模式，表示它擁有會記憶的原子、分子，而這些原子、分子以量子論來解釋，是由數億個會記憶的粒子所組成的，原子是不會消失的。整個宇宙雖是個混沌的系統，但在無序中仍有其秩序，就是頻率相同的物件會產生共振。如此說來，我的思緒可能不完全是我的，也許還混雜著前人的以及與我同時間而不同空間的某些人的。

每當電光交會的事件出現後，我會先在腦中建構一套理論體系，接著查閱各類相關書籍，我想知道是否有什麼已經被證實的學說或理論可以解釋我的看法，或者是否有人也有類似的見的但尚未被證實。如果共識的人越多，就會引發討論的議題，然後付諸實驗。愛因斯坦對光電效應的解說就是在他提出的十一年之後，得到美國物理學家密立根（Robert Millikan,1868-1953）的驗證。愛因斯坦所詮釋的每一論點都被證實無誤。愛因斯坦是基於

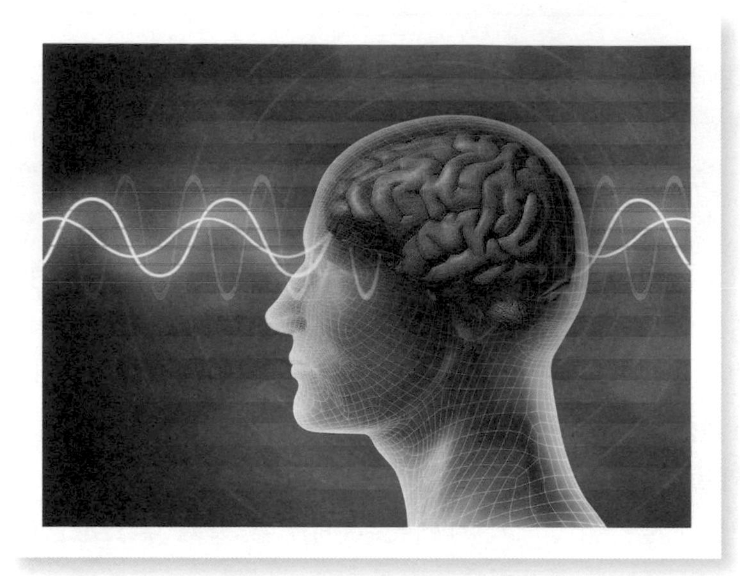

靈光一閃來自場的釋放和交會。

這光電效應的理論而獲頒諾貝爾獎的，並不是由於他的相對論。

我曾經因爲認爲原子、分子擁有記憶而探討過宗教裡前世今生的問題，有些人會有前世印象，有些人到了一個地方，發現夢中曾經去過，有些人反覆做著相同的夢，數年後竟然遇到夢中的人，有些人與陌生的人初次謀面會有似曾相識的感覺。

如果你見過一個接著一個的光子衝擊底片逐漸顯影的過程，你會發現這些光子是隨機撞擊到底片上的。這個實驗有助於我們領會前世印象的訊息如何而來。電子會亂跑，在宇宙中，不會因時間或空間的改變而消失，由於它不斷地和其他電子撞擊，而產生不同的分子鍵，游離在不同的時空裡，偶然的機率，過去的電子和現在

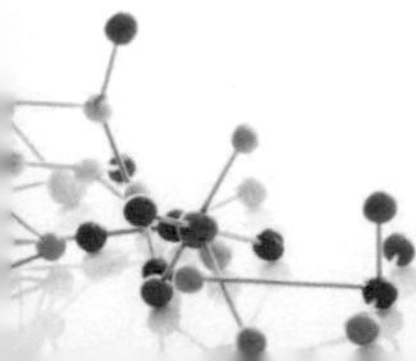

的電子相撞擊而結合，產生光的形式，而具有光敏感性的個體接受光子的衝擊逐漸在腦中顯影。也許前世記憶並不是當事人的，而是不同時空中的電子交會，因此記憶是片斷的、零星的。又因爲自己的電子也參與共振，所以會有如同是自己的感受。

因爲這層體認，我爲一位切除脾臟的病人虛擬一個脾臟，解決了長達8年的肌肉僵硬問題，也治好了我的兒子長達4年的眼睛抽筋症狀。

1－4　量子論和分子共振的關聯

講述分子共振理論時，我經常會提到量子論和牛頓力學，牛頓力學可以解釋巨觀世界中的各種運動，分子轉錄即建立在牛頓的「萬有引力」上。但人體的分子活動，具有基本的不確定性，因此牛頓力學比較不能應用到原子大小範圍內的事物。這時，如果用量子物理來說明分子間的纏結，則較能闡述其眞正意義。

我們粗淺地認識一下量子物理，當我們講述心電效應和分子轉錄時會比較容易理解。量子是一個基本單位，物體的最小分量。在愛因斯坦的年代就已經有將一些物理量予以量子化的構思。例如：物質是量子化的，電量是量子化的，能量、角動量、光束的能量是量子化的，人類也是量子化的，你我都是量子人。例如：以台幣來說，1元就是量子，不管台幣的金額多大或多小，必然是1元的整數倍。

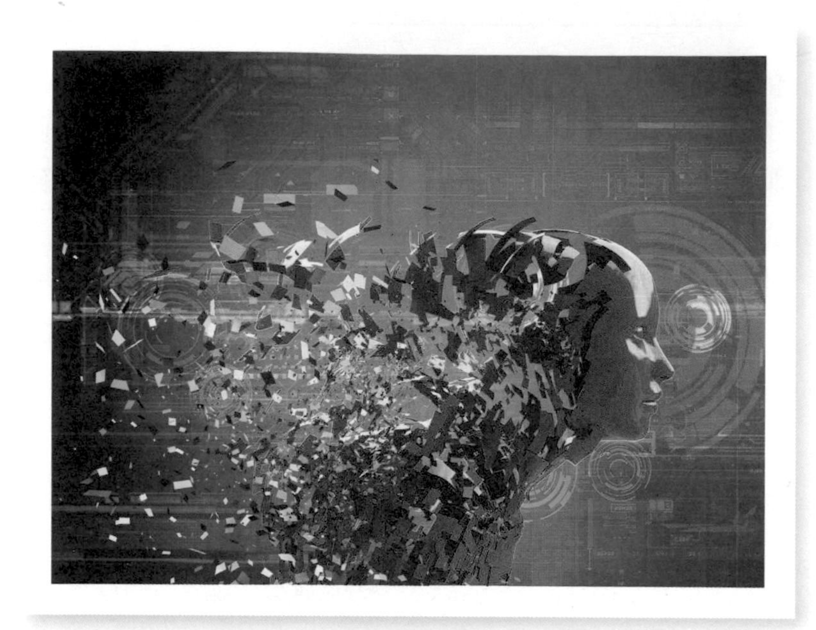

人類是量子化的，如果這個理論正確，
將人類解離後由A空間轉移至B空間是可實現的科技。

我們所見到的世界就是透過量子用機率的方式呈現。關於量子力學，愛因斯坦有一句話常被人引用：「我不能相信上帝在宇宙中玩擲骰子的遊戲！」那是因爲量子力學的結構是以機率爲基礎，這種觀念在當時很難被接受。人們以爲科學有一些固定的規則：先有一個想法或事件發生，做實驗，得出結果，然後進行解釋，完成一個理論。在量子世界裡有些系統是可預測的，而有些系統即使初始條件相同，最後的結果仍舊不同。這些系統被稱爲混沌系統。

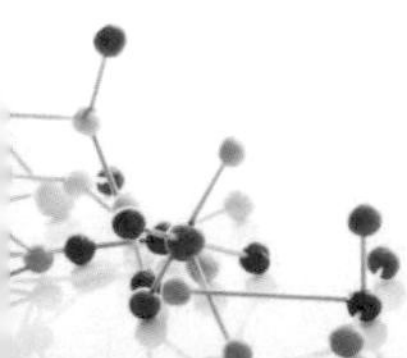

湍流就是混沌系統，無論研究人員將浮木放置在河水的上游多麼精確的位置，都無法預測一會兒之後，浮木會在下游的什麼地方。氣象是混沌系統，氣象學家始終受困於大自然微細的變化，不斷面臨無法正確預測天氣的打擊，美國麻省理工學院的氣象學家勞倫茲（Edward Lorenz　1917-）因此還提出了「蝴蝶效應」，就是「在巴西的蝴蝶拍動翅膀，會不會引發德克薩斯州的龍捲風呢？」

人體也是一個混沌系統，基本上人類的腦就是一個徹底的混沌系統，細胞會產生變異也是可解的；因爲有這個混沌系統，生物在擁有一致性的情形下，才會有演化的可能；也是因爲有這個混沌系統，我們所存在的世界遠超出我們所能理解的範疇。

雖然如此，人類還是努力從混沌中找出秩序，並以混沌解釋至今科學界還難解的奇異事跡。分子共振就是我嘗試處理的秩序。

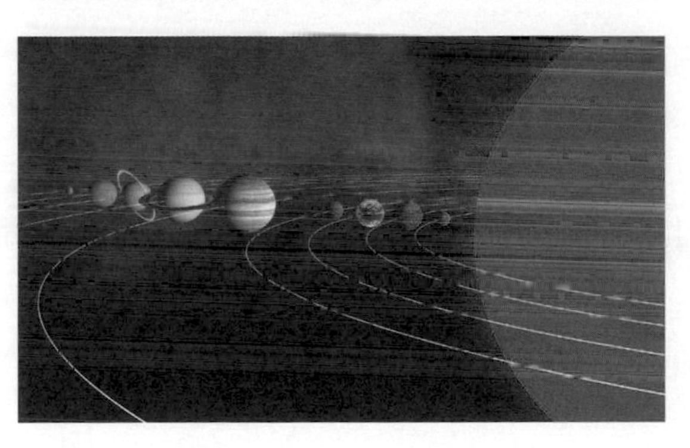

分子共振的交互作用與地球、太陽系在整個宇宙中受到的引力有著基本、共通的關聯。這就是混沌中的秩序。

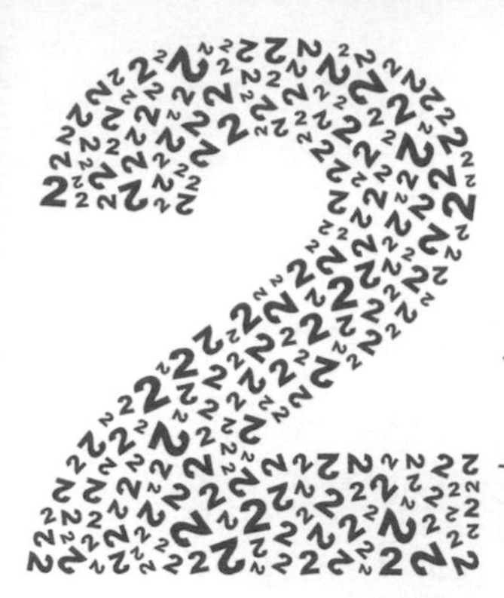

分子共振引導——初階

2－1　概說

我相信直至目前爲止，這是你見過最具震撼性的文稿，它對世人的衝擊絕不亞於桃麗羊事件，不論在醫學、物理、化學的科學領域裡有多少奇妙的事發生，分子共振絕對是最不可思議的神奇力量。

分子共振是我所研究的治療醫學，已經成功地將人體的分子透過原子的活動、化學電訊、聲波震動、空氣傳導……等方式轉錄到人體骨架模具、解剖圖片、生物相片、X光片、經絡穴位圖、動物模型……等分子載體上，只要用木槌敲擊分子載體或用布擦拭分子載體，就可以減輕或解除病痛。

這是一種不須接觸人的手法，操作者和病人可以在同一空間，也可以在不同空間，操作時完全不受場地大小，病人姿勢的限制，也就是說，只要病人能回答操作者的詢問，他可以自由活動。

我覺得這套方法最優之一是：只要能「專心」，人人可學，不分年齡、性別。

我現在舉幾個簡例，有些較高階的操作細節和原理，在書中

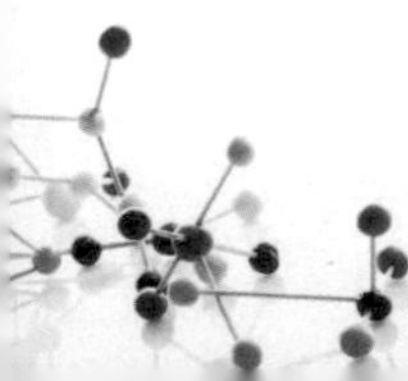

會詳細說明。

（1）小男孩上體育課練習安全跳箱，結果坐骨肌群拉傷，屁股痛了5天，他對我說：「胡老師，我的屁股會痛，像被繩子拉住一樣，很緊。」

我用小白（頭顱骨）共振，採頭顱骨成相區定位，共振人字縫，敲右側，右側屁股鬆開，敲左側，左側屁股鬆開，痛了5天，10分鐘內得到舒緩。

（2）43歲婦女，一來就對我說：「胡老師，我的頭很痛，全身骨頭都在刺痛，尤其是腰的位置，躺在床上轉身就會痛。」她的手觸摸的區域是右側腰薦關節。

a.首先用頭顱骨共振，採頭顱骨成相區定位，共振兩側上下顳線，頭痛舒緩，腰比較不痛，可轉動身體。

b.用人體骨架模型覆巾共振闊背肌與骨骼接合處，腰痛舒緩。

c.用布巾劃骨法擦拭胸腔肋骨內緣，全身骨頭刺痛感消失。

d.患者發病2星期，70分鐘共振和手療改善。

（3）四年級小男孩兩眼窩下緣呈黑青色，他告訴我他會頭痛，而且搖頭時更痛，耳朵裡還有奇怪的感覺，發病兩天。

我用經絡穴位圖中的膀胱經共振，小男孩搖頭時感覺較好了，耳朵的奇怪感覺稍緩，只剩左側額頭上方有痛點，我以小白共振痛點，小男孩得到舒緩，而且眼圈下緣黑青色也稍褪。約花了20分鐘。

（4）約62歲男性，有3至4年的時間左腳發生步行障礙，只要連續走動10分鐘就酸痛異常必須坐下休息，所以出門一定要帶活動椅。四處醫治無效，在各大醫院檢查復健，最後判定是動脈粥狀硬化惹的禍，吃藥半年仍不見好轉。

a.結構手療調整全身骨架。

b.分子共振上、下肢肌肉群，患者常患抽筋毛病，一伸懶腰就會抽筋，現已舒緩。

c.分子共振胰臟，小動脈圖片。經過4個月，共16次療程，每次70 ～ 90分鐘，患者可以在二星期中爬2次杉林溪，每次3小時，不用坐椅子休息。

（5）80歲老太太癌末化療失敗，失去行動能力，院方告知最多只剩2個星期，請家人預做準備(極端O型腿，伸直時膝關節相距40～45cm，化療前行動已不便）。

a.配合中醫師用藥，和醫師討論較好之復原方式。

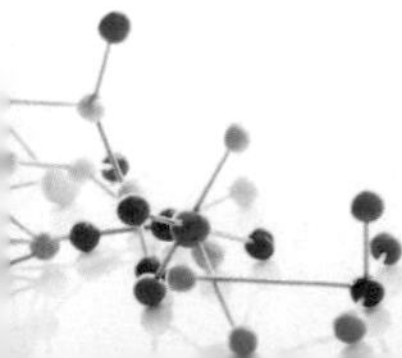

b.結構手療和分子共振、食療相配合。

c.目前坐輪椅，回醫院檢查時，醫護人員皆對其改善程度感到驚訝。

（6）35歲孕婦初產減痛分娩插管3日，因胎兒過大最後又以剖腹產取出胎兒，孕婦無法彎腰，雙手只能觸碰大腿中段。

插管時間過長，研判傷及硬脊膜，不排除神經已經受損，共振硬脊膜和髓鞘圖，再次下腰已達小腿中段。

（7）國中二年級，視力電腦驗光－4.25、－5.75，散光－4.25、－1.00

a.每星期分子共振2至4次，裸視可看見0.6，不須戴眼鏡，坐在班上第4排第5個位置時，仍可以看清黑板寫的數學算式。

b.他是使用孟加拉鴞和黑猩猩的相片共振。

（8）65歲男性，左手腕跌傷骨裂，治療一年仍無法出力，一直戴著護腕，碰觸就會痛。

分子共振4次，每次約20分鐘，拿掉護腕，可以騎腳踏車，每次約20分鐘。這20分鐘是我限制的，可以增加次數，但不可以增加時間。採緩慢、漸進的方式延長時間。

(9) 同是65歲，另一男性，不明原因，2年來兩手不能出力做按壓動作，包括手臂、手肘、手腕。

分子共振2次，雙手情況舒緩。他看著小白說：「這是什麼？這麼好用，我也來買一個！」我告訴他：「這只是我上課時講解人體結構的骨架模型。」

(10) 45歲婦女上下樓梯膝蓋無力，無法蹲下、半蹲，如蹲下再站起來時，必須忍痛扶東西才能站起。

a.分子共振小白膝關節、髖骨周圍、膝蓋後方。

b.分子共振頭顱骨B線5、6、7號點兩側皆要，和上、下顳線兩側。

c.約20分鐘後，得到舒緩。

以上10個例子只是諸多分子共振的成果中小小的一群，大家可以發現，分子共振不僅可以使用在傷科疼痛和功能障礙的復健，還可以使用在內科器官的功能修復，這股看不見卻存在的力量究竟是什麼？

數年來，我一直致力於人體結構手療的研究，但是，有時候我會遇到一些瓶頸，明明知道病原點就在某一深處，而我卻無法觸及，我研究患者的藥劑，發現許多都有對身體不利影響的副作用。研究讓人們更快恢復健康的方法，不只是醫生和藥界的責任，站在第二線的我們，也應該有這等使命才對。我的結構手療

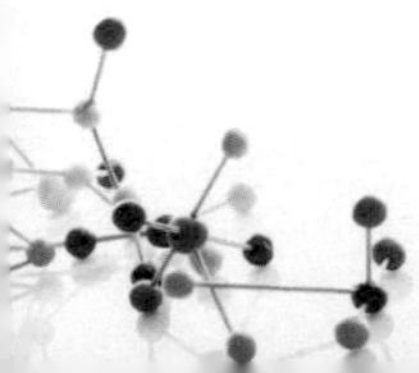

理論原本就是建構在人體解剖學的基礎上，爲了根本解決病原點的問題，我開始往人體最微細的組成元素研究。

大家都知道，人體結構是有形的，當我們在講述人體解剖學時，我們會把身體的組成分成肌肉、骨骼、臟器、神經、血管……等組織來研究，但當我們進一步分析時，我們發現上述部位都是由細胞所構成，而組成細胞的物質，則是更小的分子、原子。它們小到我們根本無法以肉眼、儀器得知確切的模樣。科學家繪製的分子鍵、DNA組成鏈……其實都還存在著極大的想像空間。

宇宙中已知的原子超過100多種，不過科學家相信僅用碳、氫、氧、磷、硫等原子的撞擊運動，就可以製造出一個個簡單的分子及無限種的巨型長鏈分子。生命之所以存在，即多虧了千變萬化的分子組合。

如果說人類的肢體活動，感官知覺，思想模式都來自不同分子的撞擊活動，依據生物趨同演化的觀點來看，那麼，假設脖子能轉動時分子鍵的排列是A型，不能轉動時，分子鍵的排列應該是B型、C型或其他變異的模組。如果將A型比喻成火車在軌道上正常行駛；那麼B、C型則是火車出軌了。如果要讓火車回到軌道上，就必須將分子鍵調回A型。重點是，如何調整分子鍵？

現在就讓我引領大家進入奇妙的分子共振醫療世界，最後你會發現，它有別於從前你所認知的科學範疇裡的分子世界，歡迎你見證我如何運用分子活動展現不可思議的神奇力量。

2－2　固定操作模式介紹

我現在要敘述分子共振現場的實際狀況：

1.患者進入治療室，會對操作者講述自己的症狀。

2.操作者根據患者口述和實際診斷後做出判斷。

3.患者可以採坐、躺、趴等姿勢，或自由活動。

4.操作者可以和患者聊天採集患者的聲波電訊，也可以用手探測患者身上的電訊。

5.操作者將患者的電訊轉錄到各種可供利用的分子載體上。

6.操作者以木槌敲擊分子載體或用布擦拭分子載體進行共振。

7.期間要詢問患者身體各部位的轉變狀況，而調整共振位置。

8.共振結束後以擦拭方式或引流方式將殘留在分子載體上之訊息清除。

※分子共振即是經過上述8道程序，其中程序4、5、8大約10～15秒內即可完成。

2－3　基礎共振點

對於完全沒有學過醫療手法和理論的人而言，適合使用基礎共振，所謂基礎共振就是病人哪裡不舒服，轉錄到分子載體後就

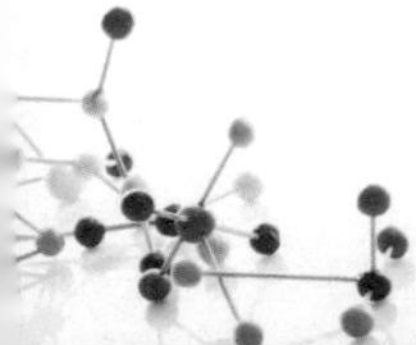

共振哪裡。例如：腳痛就共振小白的腳，肚子痛就共振小白的肚子，頭痛就共振小白的頭，這是在有骨架模型的條件時使用，如果沒有骨架模型，可以利用圖片，我頗建議家庭裡準備一本簡易解剖圖書，一樣是哪裡痛共振哪裡。器官的圖片來源可由網路下載，平時也可從報章雜誌上收集。

至於動物的圖片，小孩子的童書中就可以收集許多。總之，基礎共振點就是哪裡痛就敲哪裡。不過，要注意一點，一定要選同側的圖片，不然雖然還是有效，但是共振的時間較長，因爲巴西距離德克薩斯州還挺遠的哩！有一種情況例外，病因源於對側拉扯時，速效。

另外還要區別骨架和肌肉，小白只有骨架，如果要增強治療肌肉的效果，必須使用覆巾的方法，也就是用毛巾來代替肌肉。

如果是已學過手療，不論是哪一門，都一定有專門一套理論和操作點的運用模式，只要根據所屬療法共振即可。例如：脊椎矯正專業人員，知道大腿酸痛和L1、2、3有關，除了直接共振小白的大腿，還可以共振腰椎L1、2、3的位置。如果是研究顱骨反射區療法的人，也可以直接由頭顱骨模型共振冠狀縫，頂骨大腿的反射區。研究腳底按摩的人，也可以使用腳底反射區圖來共振，經絡穴位也是一樣。大家可以發現，分子共振的操作手法可以相容於任何醫療門派，彌補其不足而精益其效度。

2－4　工具介紹

（1）木槌＋墊片：木槌較輕，手不易酸，墊片可以保護木槌及模具。

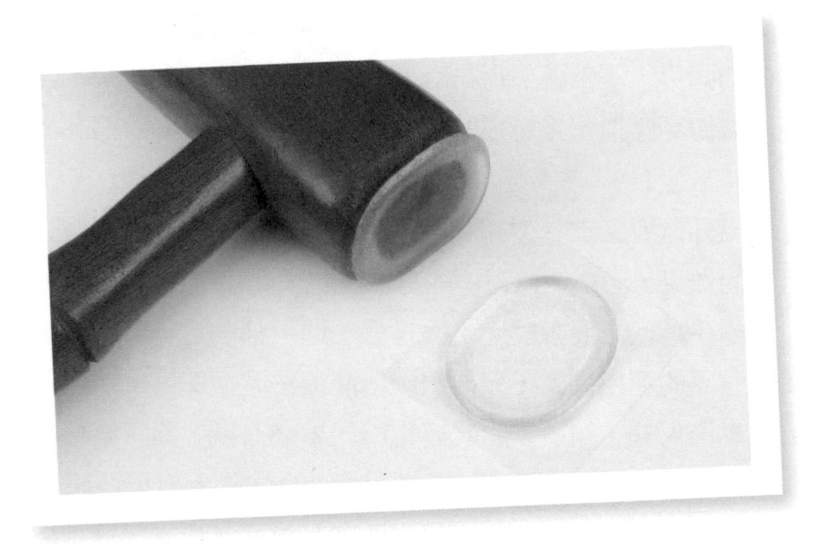

木槌＋矽膠墊片

（2）毛巾：

A.2～3條。劃骨法時使用，以及操作肌肉時替代肌肉組織。

B.當模具的墊子，避免模具和桌面或床面的振動過大。

C.劃骨法時擦拭模具用。

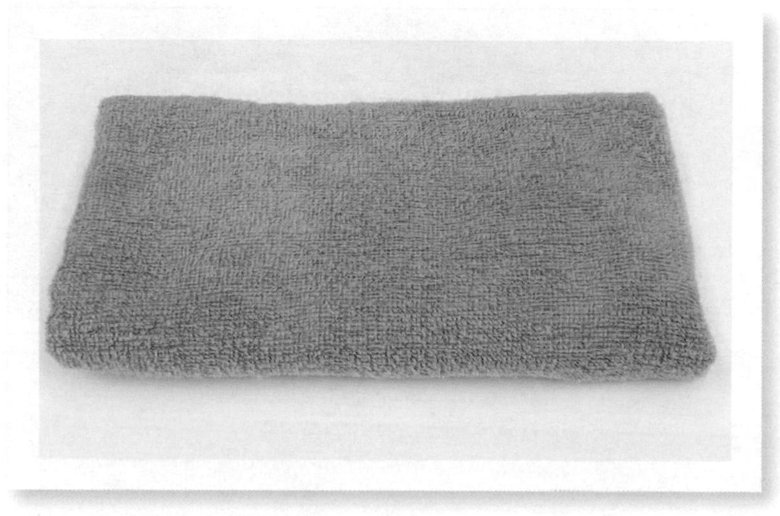

毛巾

(3) 照片／圖片上可墊上一片透明投影片，目的是：1.保護書本。2.避免圖片被分子干擾。

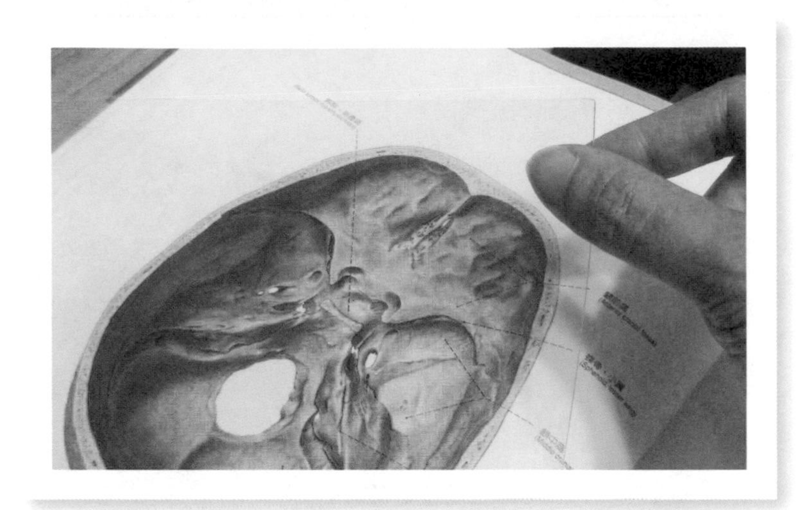

透明投影片

2－5　分子載體介紹

（1）模具（暱稱小白）——這是分子共振最常用的人體模型。

A.頭顱骨：除了整個頭顱所包含的器官外，反射區操作時也會使用。

B.人體骨架：單區域操作、結構力學、肌肉力學操作。

C.其他人體器官模型：如果有很好，不需特別準備。

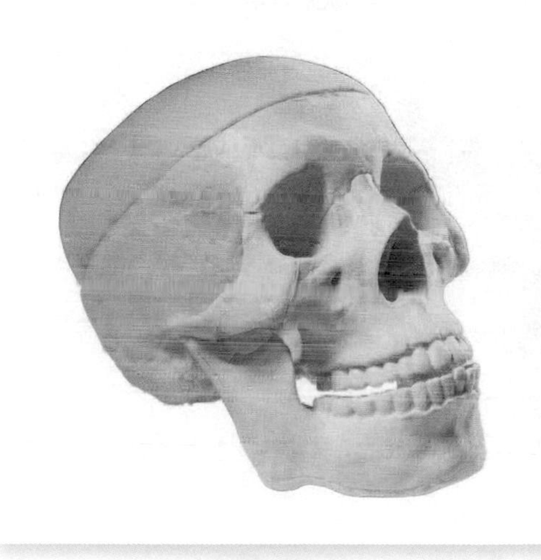

頭顱骨模型。

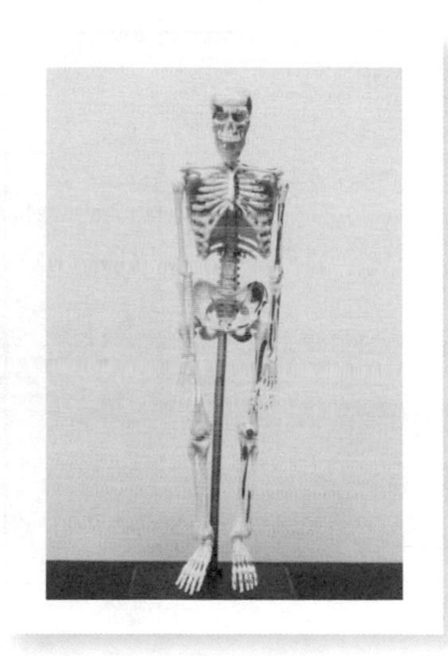

骨架模型。

（2）工具書——

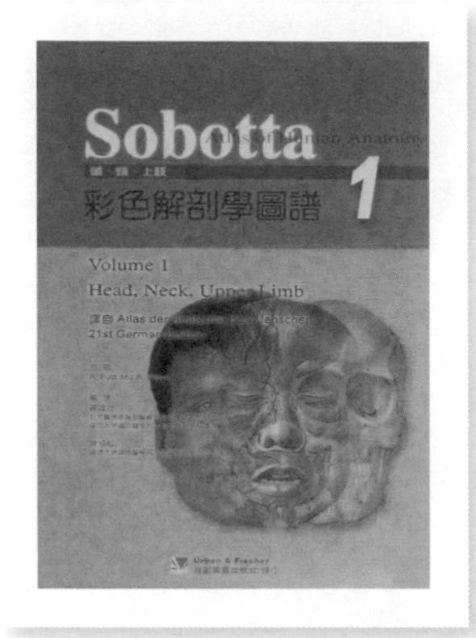

Sobotta 1

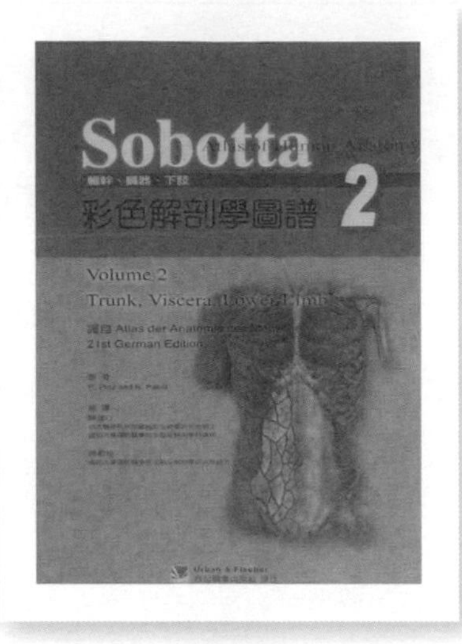

Sobotta 2

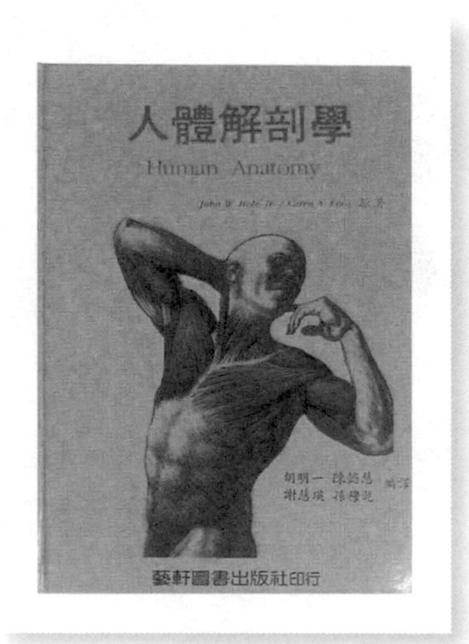

人體解剖學

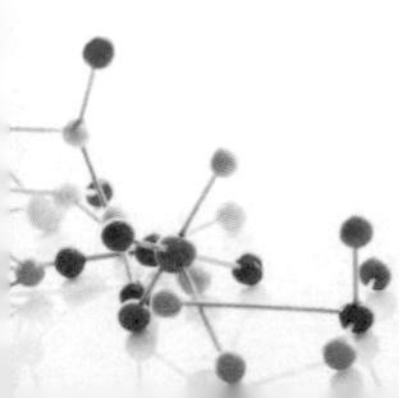

※上列書籍因為有智慧財產權，因此建議大家可買全新的，也可以上網買二手的，如果沒有這兩套書，只要是任何正確的解剖圖片都可作為分子載體。

※解剖圖是平面的，而且操作時有左、右之分，不同邊操作時，效果較慢，要耐心等候。如果會用電腦左右反轉，一樣有用。

（3）X光片——

病人自己的X光片可直接操作，不須轉錄。

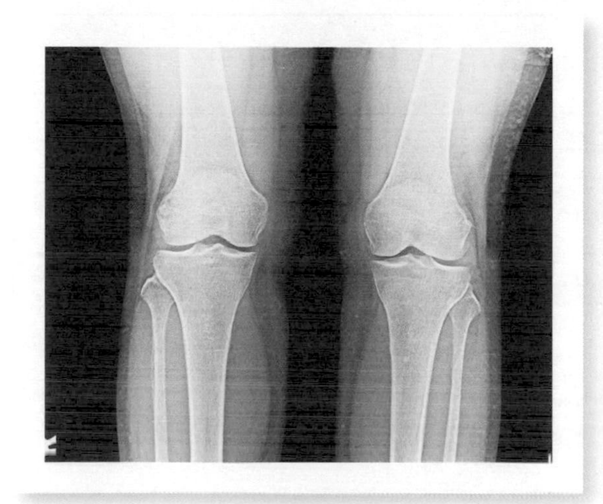

X光片——膝關節區

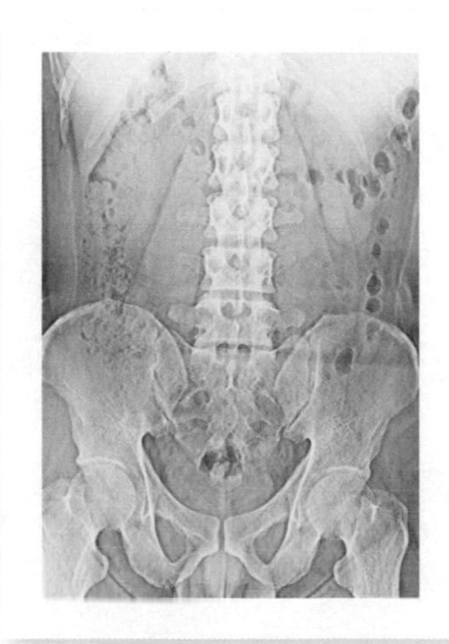

X光片——骨盆

（4）照片——

隔空（空間）操作時，可使用病人的照片，將其分子轉錄到模具或解剖圖上操作。

（5）經絡穴位圖——

足底反射區圖、虹膜圖……等。

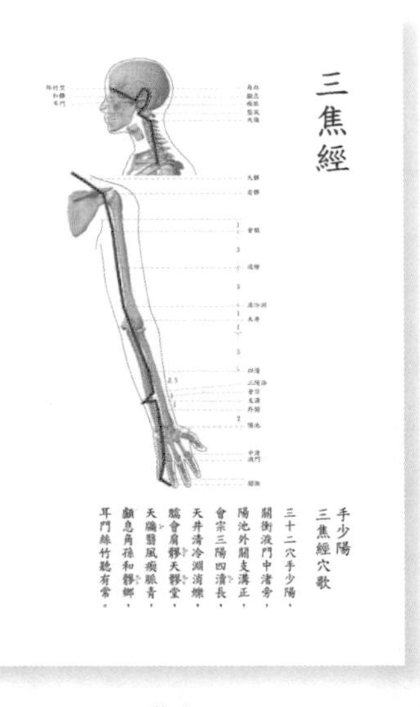

三焦經

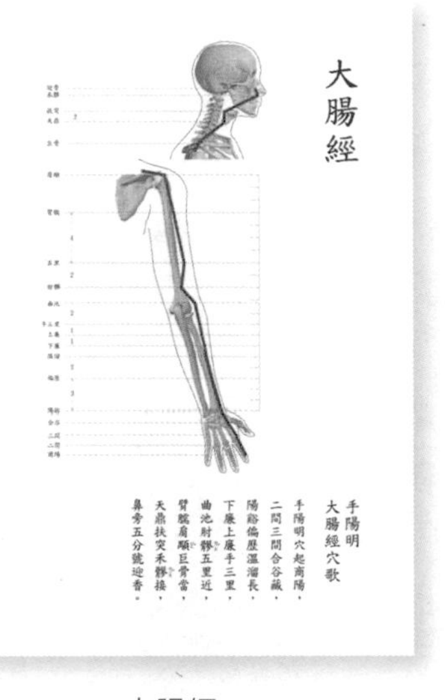

大腸經

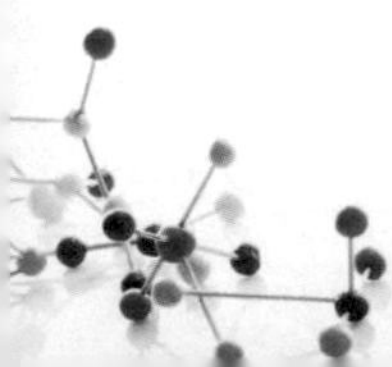

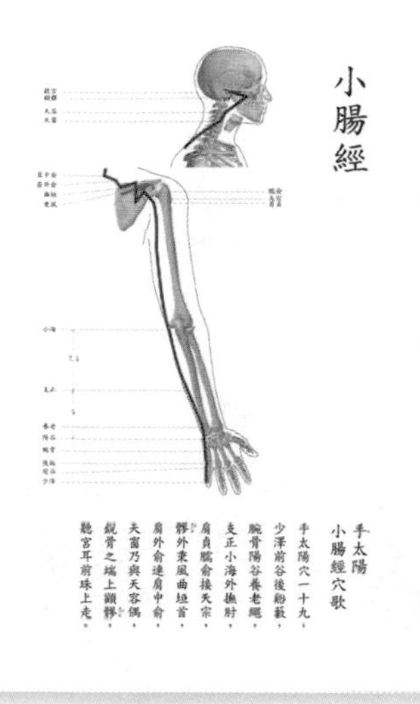

小腸經

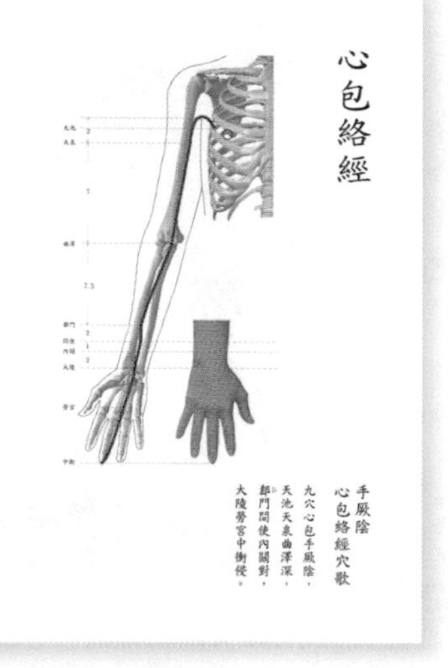

心包絡經

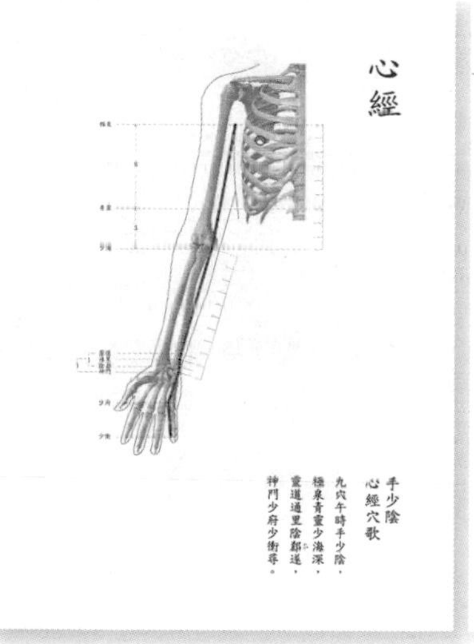

心經

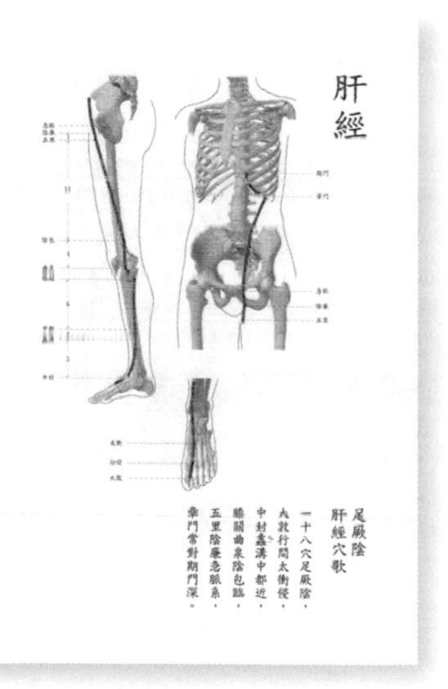

肝經

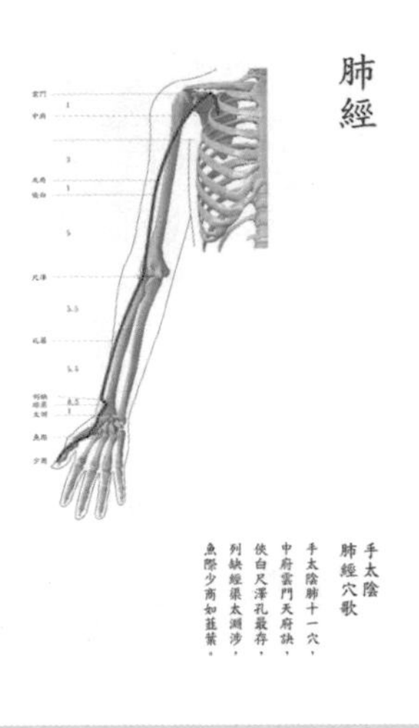
肺經
手太陰
肺經穴歌
手太陰肺十一穴，
中府雲門天府訣，
俠白尺澤孔最存，
列缺經渠太淵涉，
魚際少商如韮葉。

肺經

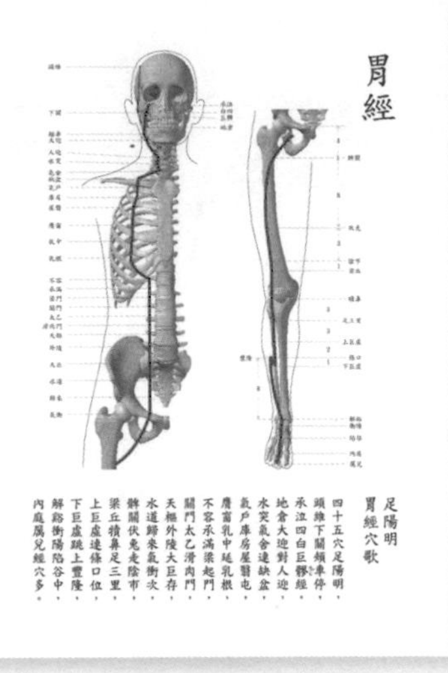
胃經
足陽明
胃經穴歌
四十五穴足陽明，
頭維下關頰車停，
承泣四白巨髎經，
地倉大迎對人迎，
水突氣舍連缺盆，
氣戶庫房屋翳屯，
膺窗乳中延乳根，
不容承滿梁門起，
關門太乙滑肉門，
天樞外陵大巨存，
水道歸來氣衝次，
髀關伏兔走陰市，
梁丘犢鼻足三里，
上巨虛連條口位，
下巨虛跳上豐隆，
解谿衝陽陷谷中，
內庭厲兌經穴多。

胃經

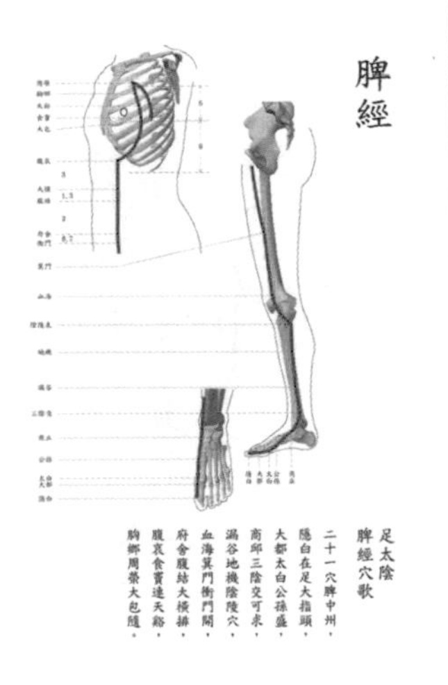
脾經
足太陰
脾經穴歌
二十一穴脾中州，
隱白在足大指頭，
大都太白公孫盛，
商邱三陰交可求，
漏谷地機陰陵穴，
血海箕門衝門開，
府舍腹結大橫排，
腹哀食竇連天谿，
胸鄉周榮大包隨。

脾經

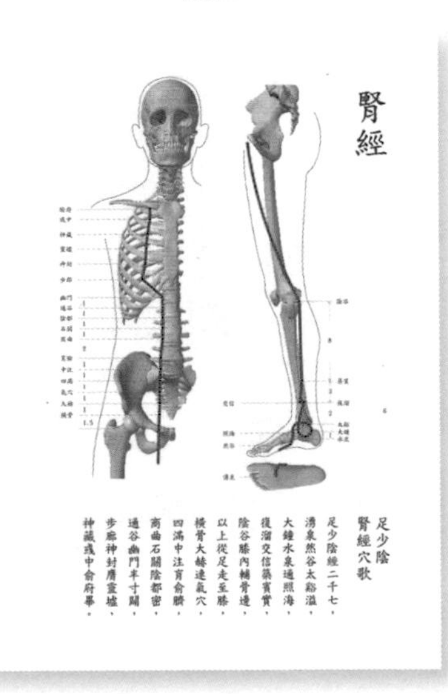
腎經
足少陰
腎經穴歌
足少陰經二千七，
湧泉然谷太谿溢，
大鐘水泉通照海，
復溜交信築賓實，
陰谷膝內輔骨邊，
以上從足走至膝，
橫骨大赫連氣穴，
四滿中注肓俞臍，
商曲石關陰都密，
通谷幽門半寸闢，
步廊神封膺靈墟，
神藏彧中俞府畢。

腎經

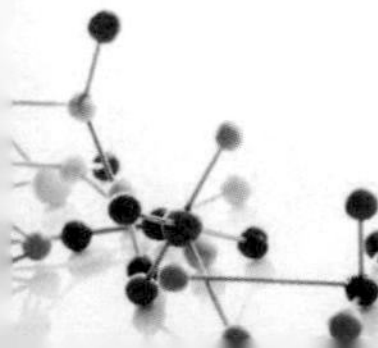

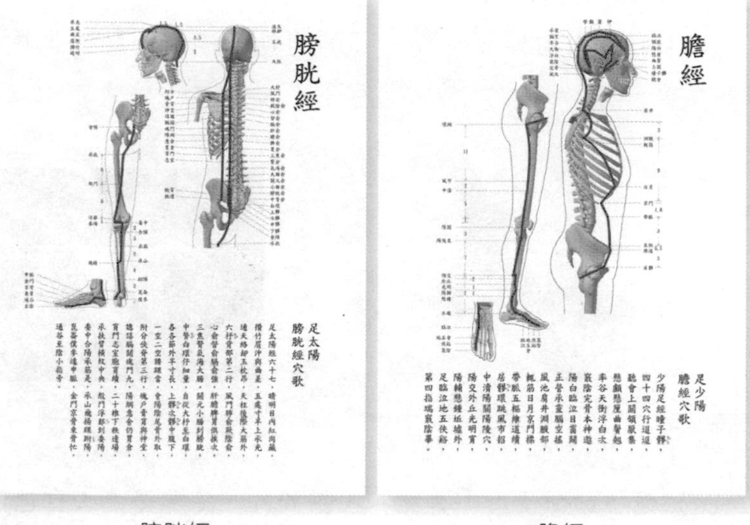
膀胱經
足太陽
膀胱經穴歌
足太陽經六十七，睛明目內紅肉藏，
攢竹眉沖與曲差，五處寸半上承光，
通天絡卻玉枕昂，天柱後際大筋外，
大杼背部第二行，風門肺俞厥陰俞，
心俞督俞膈俞強，肝膽脾胃俱挨次，
三焦腎氣海大腸，關元小腸到膀胱，
中膂白環仔細量，自從大杼至白環，
各各節外寸半長，上髎次髎中復下，
一空二空腰髁當，會陽陰尾骨外取，
附分俠脊第三行，魄戶膏肓與神堂，
譩譆膈關魂門九，陽綱意舍仍胃倉，
肓門志室胞肓續，二十椎下秩邊場，
承扶臀橫紋中央，殷門浮郄到委陽，
委中合陽承筋是，承山飛揚踝跗陽，
崑崙僕參連申脈，金門京骨束骨忙，
通谷至陰小指旁。
膽經
足少陽
膽經穴歌
少陽足經瞳子髎，四十四穴行迢迢，
聽會上關頷厭集，懸顱懸厘曲鬢翹，
率谷天衝浮白次，竅陰完骨本神邀，
陽白臨泣目窗闢，正營承靈腦空搖，
風池肩井淵腋部，輒筋日月京門標，
帶脈五樞維道續，居髎環跳風市招，
中瀆陽關陽陵穴，陽交外丘光明宵，
陽輔懸鐘丘墟外，足臨泣地五俠谿，
第四指端竅陰畢。

膀胱經　　膽經

（6）動物模型——

如果沒有人體骨架模型，可選用動物模型，結構越相似越好。

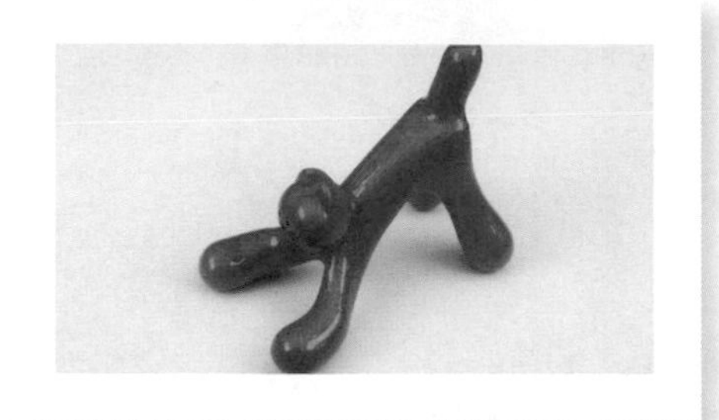

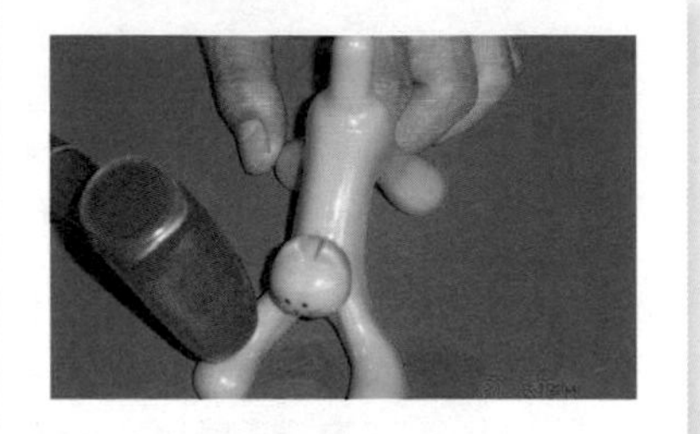

※注意！請勿使用「真實」人體圖片，除非是病人自己的。

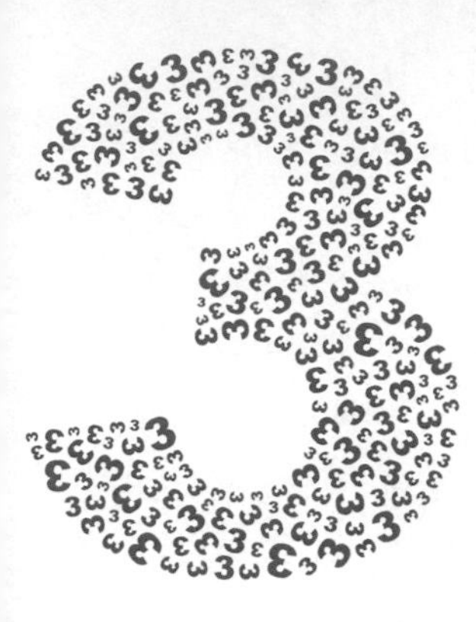

分子轉錄的原理
——初階

3－1　認識分子轉錄

分子的轉錄，看似平常不過，背後的過程卻非常奧妙複雜。

「轉錄」二字從字面上的解釋即是將A的訊息copy到B，我們熟悉的錄音帶copy、CD／DVD copy、照片加洗、文件copy、包括電腦內的資料下載，你可以發現不論是任何形式的轉錄，一定包括擁有訊息的主體A，接收訊息並記憶的受體B（書中又稱分子載體），以及將A、B連接的橋樑C，我們稱C爲連接線、通路都可以，可以是有形的，也可以是無形的。

在分子共振中，病人就是A，模具或圖譜是B，AB之間的通路可以藉由聲波、心電、場的引流、物體的共振頻率引力來搭橋。

一般來說接受訊息的受體必須要擁有承載大量記憶的空間，而且可以洗掉重錄，才算是優質受體，模具本身具有這樣的優勢。先前我們已經學習到關於原子無限循環的特性，把病人的分子轉錄到模具上，病人的分子在此時空中並不會減少，模具的分子也不會增多，他們完成使命後，會游離在大氣中，模具會繼續下一個任務，而病人已經重新修復並且製造出排列正常的分子。

大家都很喜歡「阿妹」的歌聲，廠商每年錄製幾百萬張的CD、DVD，電腦上有數十萬個粉絲在不同時空中下載，「阿妹」不會因爲你copy她的影像和歌聲而消失不見，她依然在舞台上閃耀舞動、媚力四射。

我們不需將訊息永遠存放在模具上，就像電腦可以用滑鼠點選不會使用到的檔案，將它們丟進資源回收桶，要將模具的訊息丟進資源回收桶的方法很簡單，只要利用場的引流，打散分子鍵，讓原子漂浮在空氣中繼續他們的旅程。

長久以來，人類就懂得利用身邊的物質來改善生活，但是，卻未注意到可以利用人類自己的分子，以能量轉錄的方式，修復被破壞的生理機制。

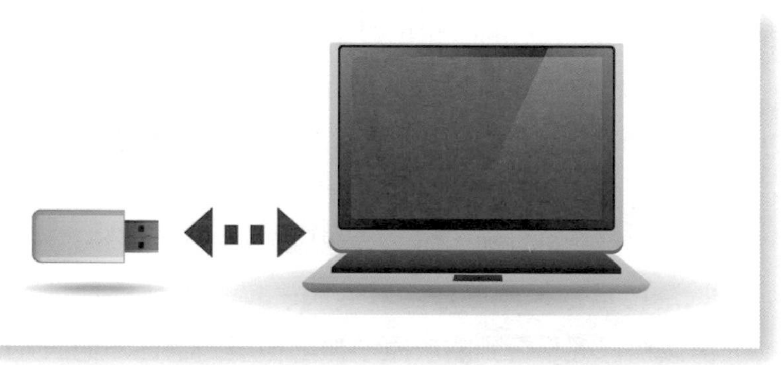

「載體」就像是外接隨身碟，讓我們可以下載電腦裡的檔案。

3－2　分子轉錄的模式

如第一節文中所述，要將人體的分子轉錄到骨架模型上，必須要有橋梁，類似連接線，那麼人體分子轉錄的連接線是什麼？啓動轉錄的開關是什麼？

你知道錄音機爲何可以錄音？錄影機如何錄下影像？電話如何傳輸聲音？電腦網路如何讓世界大到沒有距離？其實就像分析人體解剖學一樣，由組織到單一器官，再細分到最後，發現還是原子、分子在主導一切。科學技術將化學語言電訊化、數位化後，再轉錄至儲存媒介裡，而不論是透過聲波傳導、空氣傳導、光的折射反射……等，最基礎的起點都是源於數以千萬次無限不可數的原子撞擊活動。

你或許又要問：「你說的這些道理我都懂，但是沒有電源也沒有連接線，人類的分子要如何轉錄至人體模具上呢？」

是的，人體分子轉錄和儀器設備轉錄最大的差異性就是人體分子在轉錄時不需使用任何可攜帶或不可攜帶式的電源，當然，也沒有充電的必要。那麼，究竟是透過什麼方式轉錄呢？

基本上分子共振就是一種隔空操作的手法，因此在模具和人體之間是不會有連接線的。轉錄的模式是透過看不見卻存在著的原子活動，常用的有下列五種：1.聲波　2.病人活動時體表發出的電訊　3.病人接觸模具，透過輕拍或吹氣　4.由操作者心電控制　5.由操作者引流。

（1）聲波轉錄

大家都知道音樂史上享譽盛名的鋼琴家貝多芬，在他耳聾後完成傳世鉅作〈生命交響曲〉，但是你知道他在耳聾後是如何用一根棒子來聽鋼琴演奏嗎？

他打開鋼琴上蓋，把棒子的一端觸在鋼琴上，另一端咬在牙齒中間。琴鍵發聲時的震動傳到棒上，再由齒骨傳到內耳，這種傳導方式叫做「骨導」。

有一些聾者，雖耳膜已破損，但內部聽覺器官還完好，也能隨音樂節拍跳舞，就是因爲音樂的振動經過地板和他的骨骼傳到聽覺器官的緣故。

在人類的社會裡，當聲波發出時，被有生命的受體接收並做出反應，才具有特殊意義，因此忽略了聲波可到達的範圍之內，所有物件皆會被包覆在聲波的原子網裡，因此在治療時，操作者只需透過和患者聊天的方式，就能源源不絕地採集患者身上的分子。

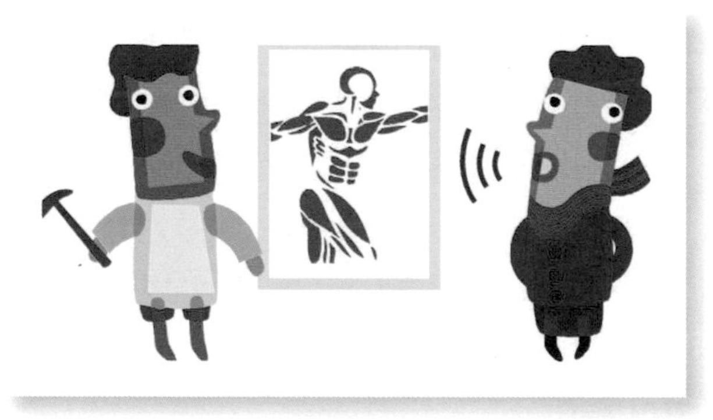

聲波

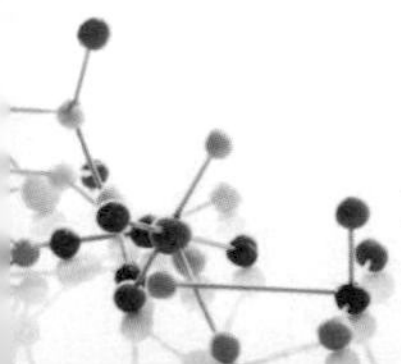

（2）人體電訊轉錄

有些病人喜歡和操作者聊天，操作者詢問時也願意回答，非常容易採集聲波訊息。不過有些患者說話少，甚至不說話該怎麼辦？

生物界裡凡是有肌肉的生物，在它們活動時，身體的外圍會產生一層電訊網，你們知道嗎？鯊魚近距離捕捉獵物時，是看不見獵物的，但他們可以偵測到獵物活動時所產生的電訊而攻擊獵物。

動物界裡有些動物能透過不同的方式偵測電訊捕捉獵物，蝙蝠、海豚都很有名，但是不經由儀器，你能偵測到人體活動時所產生的電訊嗎？這需要稍加訓練，不過並不困難，當你偵測到電訊時，你的頭顱骨薦髂成相區會出現轉動的感覺，那是因為你探測到他從顱骨到薦骨連成一氣的生命源運動。聽我說過枕骨三線的人，大致都瞭解生命源運動，這時只要用你的手將患者的電訊網的分子引流至骨架模型上，即完成轉錄工作。

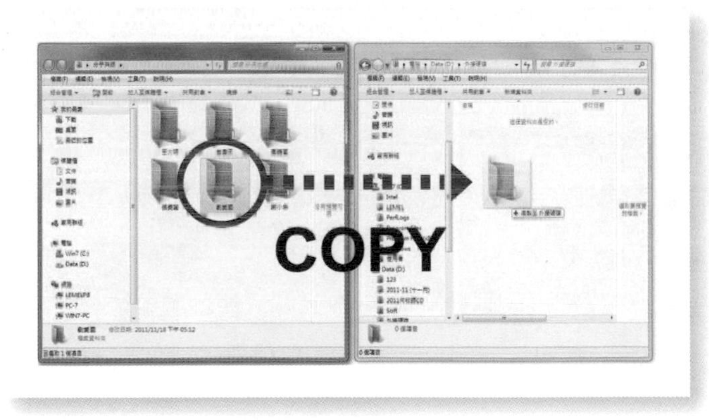

轉錄就像是檔案copy一樣。

我舉一個容易理解的比喻：當我們要將電腦裡的檔案儲存到隨身碟時，會在螢幕上用滑鼠點選我們要儲存的檔案，被點選的檔案外圍會show出一個框框，你只需按著滑鼠左鍵將框框拖曳至隨身碟的空白資料夾裡，即完成轉錄的工作。

（3）請病人輕拍模具或對模具吹氣

如果你不會採集聲波也不會探測電訊，還有一個更簡單的方法，就是請病人輕拍幾下模具，或對模具吹氣，或兩者都來，這是最有保障，絕對能轉錄成功的方法。

這是什麼原理呢？透過對轉錄（模式二）人體電訊網的瞭解，請再運用一下想像力：有一湖水，用手舀起水再將它飛濺到岩石上，此時水分子已分布在岩石上了。同樣地，病人只需輕拍模具就能將電訊傳輸到模具上。

吹氣的原理也是一樣，你呼出的一口氣中至少包含數百兆億個原子，如果覺得數量太少，可以再多吹氣幾次，其實一至二次就足夠了。

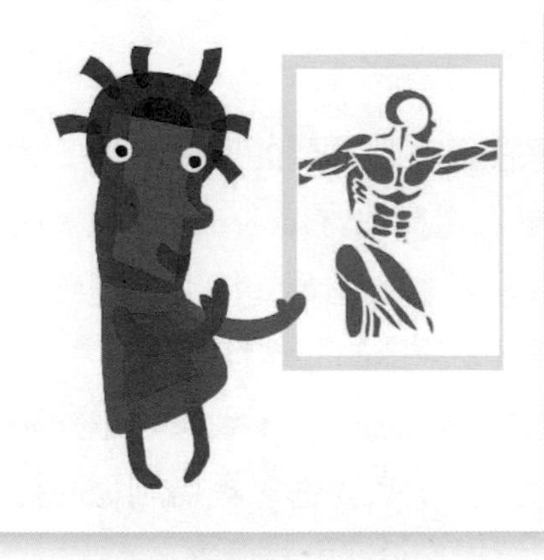

碰觸

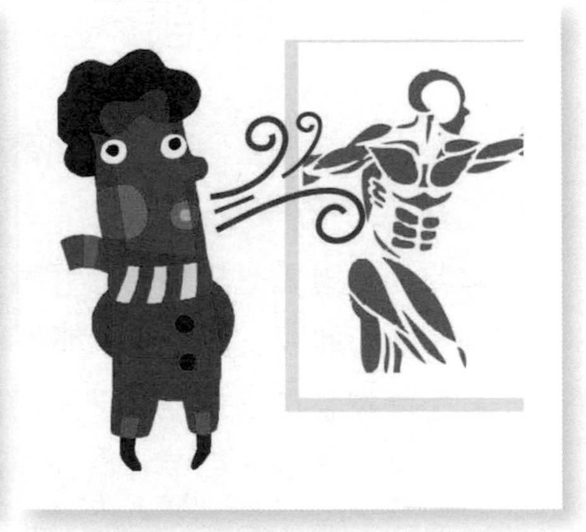

吹氣

（4）**操作者引流**

有些病人不說話、不動、也不吹氣，該怎麼辦？沒關係，主導權全數交給操作者，只要拿起患者的手協助他輕拍模具即可。如果不接觸病人，即使病人不能活動，分子一樣會活動，因為還有呼吸，只是活動的速度較慢，操作者只要以探測電訊的方式轉錄即可。

3－3　心電控制——初階、進階、高階

心電控制在整個分子共振醫學裡是非常重要的心靈活動，我要先在此愼重強調，心電控制不是心電感應（Telepathy），所以只要和心電感應相關的潛意識、超視覺、超預知能力、超感官知覺、他心通等超常現象，都不是我要講述的心電控制。

心電控制也不是控制別人的思想，意志行爲，到底心電控制是什麼？爲什麼在分子共振時那麼重要？人人都可經由訓練而擁有這種能力嗎？不會心電控制就不能操作分子共振嗎？

我的小兒子因爲好奇曾經要求我讓他自己共振孟加拉鶚改善自己的近視（左眼）和遠視（右眼），以他的年紀而言，他聽過心電感應，也瞭解是怎麼回事，譬如雙胞胎的哥哥肚子痛，雙胞胎的弟弟即使在遠方也會感應到而不舒服。不過他並不瞭解心電控制，我只是將孟加拉鶚的相片遞給他，木槌遞給他，叫他先觸摸圖片，再吹口氣，然後覺得自己哪一隻眼不清楚就敲孟加拉鶚同側的眼睛。他共振5分鐘後，自己看視力表，覺得線條比較清晰，所以他也會操作初級分子共振，那麼他是在什麼時候使用心電控制呢？

我的大兒子因小腿抽筋後的酸痛感一直沒消除，拜託我教他使用分子共振，我把頭顱骨模具給他，木槌給他，教他敲小腿在頭顱骨的反射區和網狀力學點，他的小腿感覺舒緩。他是如何使用心電控制的呢？

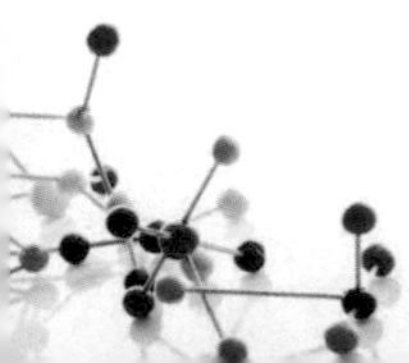

大家有沒有發現這兩個案例的共通點是什麼？對，就是「渴望」，想要瞭解，想要試一試，想要學習的渴望。當你的意志中樞出現這種渴望時，你的心電就會開始活躍，你的大腦神經元會發出一連串的電訊，這些電訊分子經由軸突和其他神經元連繫，以極快的速度串連成一個神經網，如果渴望持續，心情穩定，操作的效果會很好；如果不想敲卻勉強繼續敲，治療的效果就差了。

現在我們再將順序往前回溯，渴望出現之前，你一定會先有一個目標物去刺激你出現渴望的心靈活動，所以你基本上已經先「認知」這個目標物，而且知道要對這個目標物做一種處置，即使這個目標物是自己。笛卡兒有句名言：「我思故我在。」用這句話來解釋心電控制我覺得再適合不過了。

初階的心電控制只要擁有認知、渴望的條件就足夠了，那麼進階呢？如果你一直以來有學習各項技藝的喜好和習慣，那麼恭禧你，你非常容易進入進階，不論你學習的是圍棋、書法、插花、繪畫、音樂、武術、氣功、瑜珈……等，任何一項都可以，如果你能定下心來，讓自己專心、放鬆，外界的干擾都不會影響你，再加上初階對目標物的認知與渴望就足夠了。說到此，你是不是比較清楚什麼叫心電控制了吧！它不是控制別人的心電，而是控制自己的心電，自己的思想和意念，自己的心靈穩定度才是最難克服的，尤其是處理複雜的病情時，病人的狀況停滯或惡化時，如果你的心電不夠強，是無法轉動電訊網路的，也別提幫錯誤的分子結構重新組合排列了。

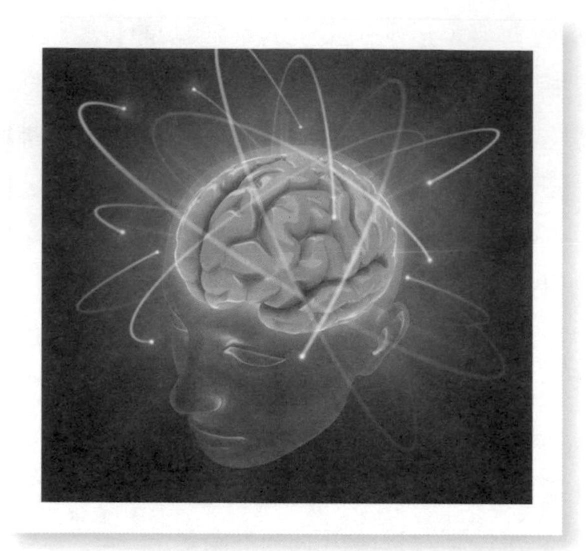

心電是腦的分子活動。

高階就比較困難了，除了它需要初階和進階的條件做基礎，還必須具備一些專業的素養，包含了學理和技術的廣大範圍，因爲你的心電必須強過和你同空間或異空間的目標物和目標物當下身邊的人。

爲什麼這麼說？因爲你一定會碰到類似以下的場景，一間治療室裡可能有不同的操作者，他們各自有自己的患者，大家都在共振的同時，患者彼此之間互相交談、走動，旁邊可能還有患者的家屬也彼此交談，他們和患者交談時也閒不下來還要詢問操作者一些其他的醫療問題，在這種現場，操作者必須要有能力過濾掉不屬於目標物的干擾，從物理學的角度來說，光是聲波，振動

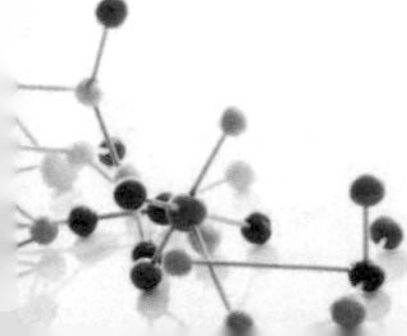

波就一定會包覆到它們所能到達的範圍，操作者要如何淨空他和目標物之間的場域，還能從這個場域進出自如，回答在場其他病人家屬的問題。

還有一種狀況也會出現，就是你可能會將兩個相同病症或有相關聯症狀的病人做連線共振，例如媽媽和女兒同樣患了類風濕性關節炎，手腳行動不利，就可以使用連線，對操作者而言會比較耗損，不過，我覺得高階操作者必須學習。

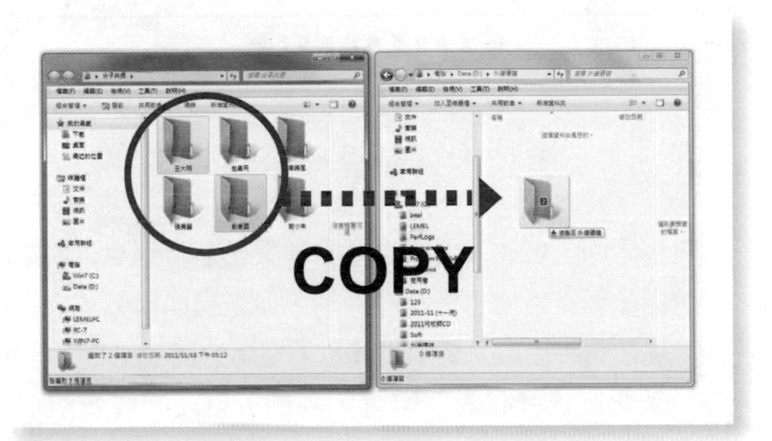

在眾多訊息中，選擇需要的檔案作轉錄，儲存在同一資料夾中。

另外，必須擁有超強的心電控制才能施行隔空治療，而且必須有極高的渴望，這種渴望我將之稱爲「信念」、「信仰」。因爲隔空治療時，你看不見目標物，目標物也看不見你，你的腦海裡必須要有他的影像，而你在共振期間也不知道他在另一頭做什麼事，你拼命共振的點究竟有沒有效，都必須等到3～5分鐘後再打電話過去詢問，除非你們雙方都沒掛斷電話，可以繼續瞭解對方的狀況，這就屬於聲波隔空治療了。

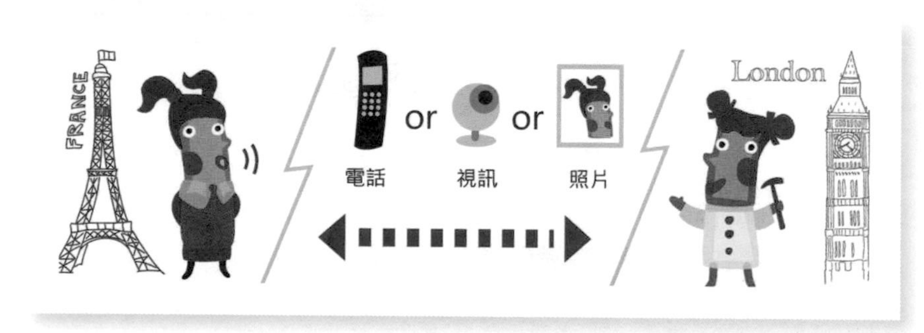

隔空（不同空間）。

拜科技之賜，現在人與人之間的聯繫已進步到視訊網路的階段，透過影像隔空治療也是辦得到的，但是這些都必須經過學習和訓練。現在請將注意力集中在我以下要舉的例子上。

在電腦的硬碟裡有許多容量，我們可以設定許多空白資料夾，將我們想要儲存的訊息放進資料夾，我們可能陸續開啓不同的資料夾和軟體檔案做一些工作，當工作完成後，需要的資料會繼續建檔，不需要的資料就會丟進資源回收桶做清空的動作。要讓電腦維持正常的運轉速度，除了容量不要塞爆，也不要讓太多的程式同時進行，否則，不但速度變慢，還會當機。

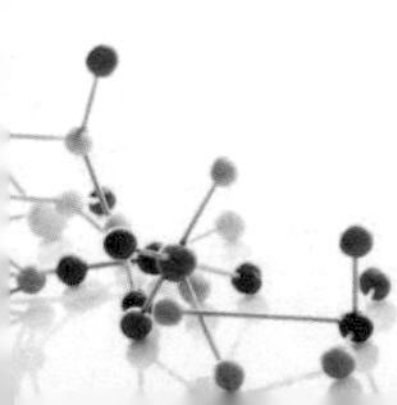

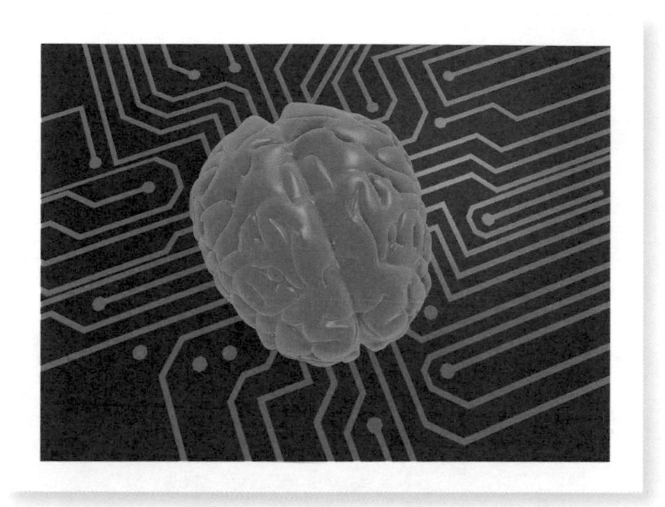

維持正常運轉速度的腦。

高階心電控制和電腦運作的情形非常類似。你爲目標物開啓新檔，也許你今天想用分子優質性轉錄，所以又開啓一個舊檔，當你操作共振時，陸續有人插入你們的活動，因此，你也陸續爲這些人另開新檔，因爲不是一直要使用，所以你將它們都縮小放到螢幕的最下方，需要使用時才點選放大。電腦和人腦都有這樣的便利性，就是你可以一邊工作A，也同時讓B運轉。我經常在煮飯、洗碗時，腦袋裡編輯分子共振的文章，所以，即使你開啓新的對話窗口，對目標物的檔案工作也不會因此停止。不過，如果你打開太多資料夾，讓腦執行大量工作，就會發生減慢處理速度、消耗過多能量、產生太多雜訊信號等問題。

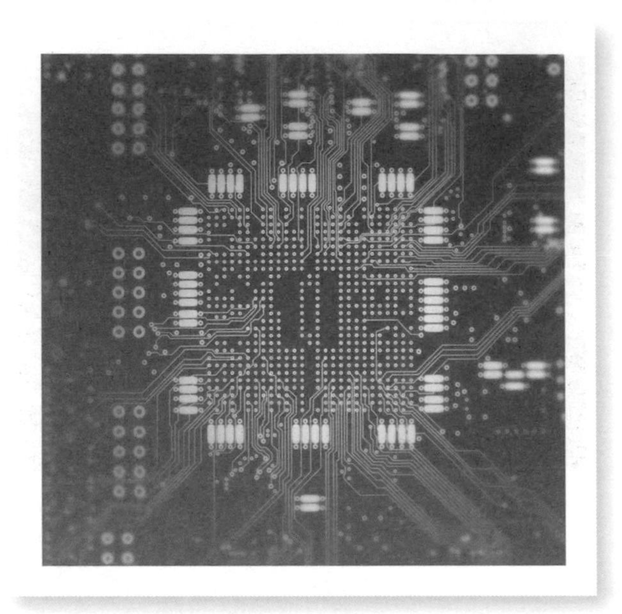

容量塞爆的腦。

也許你現在已經在想：有沒有辦法增加腦的容量，這樣就可以同時處理更多的人。可以呀！將檔案壓縮，像電腦一樣，至於將腦的容量再加大，讓神經元的數量再增加，讓神經軸突再細一點，傳導速度再快一點，從熱力學的觀點來看似乎不太可能。我覺得不要讓自己成為日理萬機的人，工程師可以縮小電晶體，在晶片上裝入更多組件，讓電腦可以執行更龐大的工作量，可是他們都知道其中的風險就是讓電晶體的行為變得難以預測。機械的有限性可以運用新的科技重新設計改善，人腦損壞了就無法重新來過。

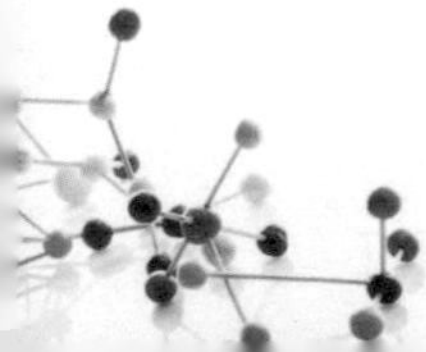

聰明的人會想辦法突破極限，有智慧的人知道自己的極限，不要一直想著要開啓更多資料夾，只是備而不用，請其他等待的病人或在旁邊的家屬保持安靜，讓操作者可以專心爲病人治療。如果高階心電對你而言是困難的，不妨退回進階、初階，只要你持續保有最初始純淨的「渴望」就可以有很好的效果，你可以發現幼兒在玩積木時無視旁人的存在，他們的成品常令大人嘖嘖稱奇；同樣地，你只需對你的操作對象負責，其他人可以暫時不予理會。

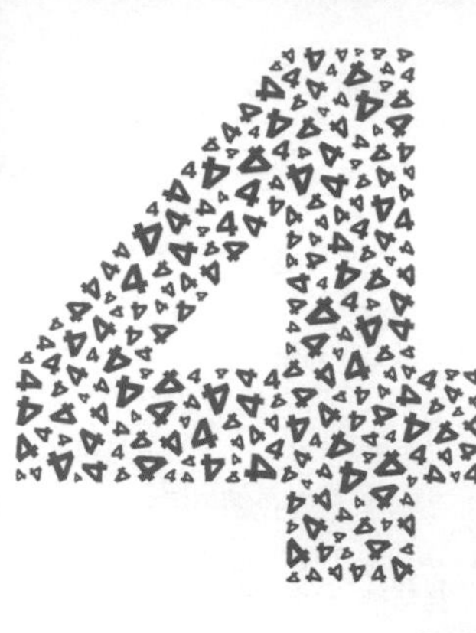

分子共振法中工具的運用——初階

4－1　木槌敲擊法

操作分子共振法時所使用的主要工具是木槌。木槌較輕，正確操作，操作者的手不會吃力；當然，如果操作不正確，手是很容易酸的。

木槌有兩端，一端平面，一端尖凸，各有不同的作用。在平坦面，我們會貼上膠狀墊片，那是爲了緩衝敲擊的反作用力，也是爲了保護分子載體不要被損壞。

共振時以單一節拍爲主，敲擊的力道會視不同部位和不同目的而異。例如：調整大區塊結構體時，力道會增大，小區塊骨骼和肌肉、經絡圖譜、解剖圖譜、生物圖片時力道較小；眼睛、腦神經和顱內，不但力道更小、更輕、頻率也會變得慢些。總體而言，只要保持不疾不徐穩定的速度就可以了。

木槌的尖端是用來敲擊骨和骨的接合點，包括顱內的裂縫、孔洞，簡單的說，只要是平面槌無法到達的部位，都可以使用尖凸的一端。

通常操作分子共振時，操作者會用木槌不停地敲擊模具，這樣做的目的，是爲了讓分子的活動活躍起來，規律的敲擊會在模

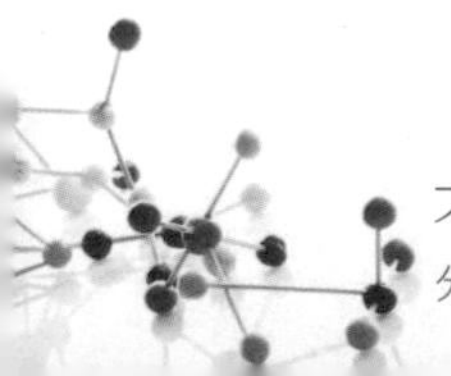

具上形成一個新電場，被轉錄來的分子會重新排列組合，這有點像是分散在各個角落各做各事的士兵們，一聽到操場中央的班長喊出「集合」的口令時，會立即跑步成排列隊形，再以小跑步修正自己的位置調整隊形。在修正時是集體一起行動，而不是單一行動。

在新電場裡重新排列後的分子結構會隨著連續敲擊模具時所產生的振動波不斷地傳回病患身上，重新參與本體的分子活動，因為被傳回的分子和先前的分子是不同的，所以會刺激本體產生新的修正反應。分子共振還有一個專長，就是「催化作用」，它可以加速本體分子的分解以便和新分子結合。

分子共振治療法中的木槌敲擊法和劃骨法同時肩具一項重大的任務，那就是連續不斷地提供分子共振時所需的電力。非常遺憾地，分子共振雖運用了古典物理學理論和新科學的概念，但是它的發電方式還處於工業革命初期人力發電的階段，我的腦海裡還可以浮現幾個工人穿著沾滿煤灰的工作服，一鏟一鏟地將煤炭丟進爐竈裡，將滾水煮開產生蒸氣去推動機器運轉的影像。我非常希望在電力科學方面有專攻的研究人員看到這本書，協助分子共振擺脫人力發電的古老模式。

為什麼透過連續敲擊模具的方式就可以形成新的電場？讓我們先瞭解電是怎麼產生的？無線電遙控玩具車、電風扇、烘乾機等都是使用電動馬達。電動馬達是透過供電而旋轉的，但轉動電動馬達又會產生電。其實發電機和電動馬達的原理差不多，在預先繞好的線圈內不斷的插入和拔出磁鐵，或是在磁場裡旋轉線圈，線圈內就會產生電流，水力發電靠水的位能產生的動力旋轉線圈，火力發電靠蒸氣的熱能旋轉線圈，發電廠利用在磁場裡旋轉線圈產生電流的原理來發電。這個發電的原理是英國物理化學家麥克爾法拉第在1831年發現的。當供應電流給線圈時，線圈就會變成電磁鐵；相反的，把磁鐵靠近線圈，線圈就會有電流產生。可是要讓電流持續，只靠近是不夠的，必須不斷地插入與拔出磁鐵才行。

分子共振時木槌與模具之間會反覆產生位差，位差轉變時會使空氣中的原子加速衝撞，連續位差會產生一連串撞擊，於是形成一個電力場，同理，要讓這個電力場持續供應電源，就必須不停地敲擊。

4－2 手與布之劃骨法

分子共振時不僅可以使用木槌敲擊分子載體，還可以用手或布操作人體模具，所有分子轉錄的過程是一樣的，只是將工具換成手和布而已。

不過爲了和敲擊法區別，我將之稱爲劃骨法。劃骨法和敲擊法除了使用的工具不同，操作者還必須具備較進階的肌肉結構、型態、走向的知識，因爲劃骨法並不是單純拿布在骨架上擦拭，還必須結合操作者的心電，也就是說腦海中浮現的肌肉結構越明

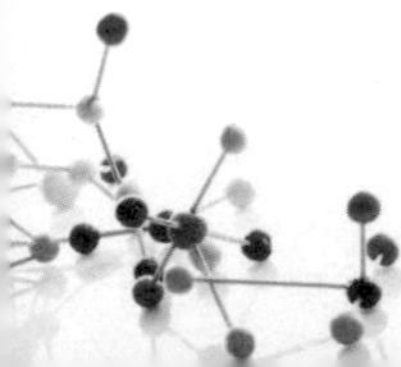

確清晰，劃骨的手法越接近理肌的正確方向，其效度越佳。要特別強調的是，操作者必須清楚病患肌肉、骨架、痙攣拉扯和錯位的情形，才能將劃骨法發揮到最佳效度。

使用劃骨法的好處是：

1. 可以彌補使用敲擊法時木槌尖端無法到達之處。
2. 人體的體積較大，理肌時間較長，對操作者而言易增加體力耗損。將分子轉錄到較小體積的小白身上，可以節省操作時間，減少體力負擔。
3. 人體肌肉分淺層、中層、深層，而且層層交錯，走向各異，當問題點出現在深層時，手療理肌必須逐層分肌進入，而劃骨法可直接切入深層，針對患者患處操作。
4. 人體患處通常處於高壓帶，若直接接觸患處，容易造成腫脹、發炎，延遲復原時間，使用劃骨法病人不會有痛感，也不會腫脹、發炎，可以快速恢復行動功能。
5. 可以避免直接操作肌肉之回傷現象。
6. 劃骨法可以和敲擊法搭配運用，達到最佳效度。

茲舉例說明：

……………………………【案例一】……………………………

患者跌倒時以手腕撐地，結果造成手腕骨裂，經過一年的局部固定和治療仍舊無力做按壓動作，只要出力就會疼痛，起床時也因手腕無法撐床起身而異常緩慢不便。而且手臂一直無法順利彎到背部平貼身體。例如像「稍息」的動作就無法做到。患者的休閒運動是騎腳踏車，自從手受傷後就無法騎腳踏車了，他對我說：「如果手能好起來，一定要再騎腳踏車。」

我們現在來討論一下他的問題——為何手傷拖這麼久？

手腕雖有骨裂，但是經過一年的時間，骨裂應該癒合（我沒看X光片，推測和觸摸），即使癒合不完整，造成至今仍疼痛無力的主要原因，應該已經轉換成肌肉和神經的問題。而且如果有關節方面的問題，其關鍵已不在腕關節，而在肱盂關節、肩鎖關節和肘關節，這是經診斷後所下的判斷。

因為患者已經65歲了，而且心臟動過氣球擴張術，所以，必須儘量減少操作時的刺激，我先用敲擊法共振全身關節，再以手療將肱盂關節、肘關節和腕關節打開。其實當肱盂關節被打開時，患者手腕原先做掌屈，背屈動作的疼痛得到舒緩。

為了避免調整後的骨架被「錯誤肌習」拉扯，必須再將相關肌群的筋結、沾黏理開，相關肌群包括斜角肌、胸大肌、胸小肌、前鋸肌、闊背肌、大圓肌，小圓肌、棘上肌、棘下肌、菱形肌、提肩胛肌、三角肌、肱二頭肌、掌直肌……這麼多肌群一塊塊理要花許多時間，我們都可以使用敲擊法來完成。但是有一塊肌肉很難完全使用敲擊法，就是肩胛下肌。因為在人體模具上肩胛骨被牢牢固定在背骨上，木槌無法敲到內面，這時劃骨法就能從各個角度以手或布發揮作用。

手腕的活動要靈活，上述肌群除肩胛下肌為主要肌以外，

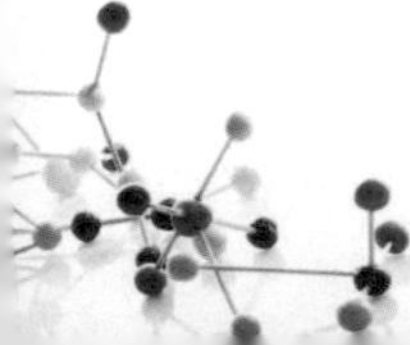

其餘皆是輔助肌，當主要肌功能恢復時，手腕的活動才會更有效度。但手臂無法彎往背後的動作需要改善的話，這些輔助肌又轉變為主要肌了。

患者的手花了一年的時間用護腕固定並治療，沒有成效，但是以分子共振敲擊法和劃骨法相配合，經過2次操作便可以出力推壓牆壁，五次操作後，患者已可騎腳踏車，每次20分鐘。

另外要說明的是，我在第一次操作時，就請他拿掉護腕，改用簡易包紮時使用的網繃，也就是先薄敷傷藥膏，再套上2層網繃即可，不需包紮。因為傷藥膏擦起來像凡士林的感覺，所以也不會弄髒衣服。而且，網繃也不是全天套著，只有要手腕特別做工時才套著。

通常我都不建議患者長時間帶護套，骨裂患者在最初期的一個月戴護腕是ok的，但夜晚睡覺時要拿掉，改以簡易彈繃。至於一個月後，我都建議患者拿掉護套，以漸進的方式訓練患部肌力，一天一點，而且每次訓練肌力時，都要到達痛點，最後就不痛了，如此做，不但恢復速度較快，癒後的功能也較佳，我有患者聽我的建議，結果癒後功能比健康時的狀況還要好。

……………【案例二：臥床的癌症末期老人】……………

80幾歲的老太太雖然骨架嚴重變形，但是還能拄著枴杖走路，不過經過化療後，全身僵硬失去行動能力，而且連拉被單的力氣都沒有，何況拿梳子梳頭髮呢？

關於老太太的過程，在本書的部分章節因需要會被提及，本節僅針對過程中以劃骨法為主的其中一次來說明。

在這次操作時，老太太已經可以穩穩地坐在診療床邊，有時還會將扶著床緣的雙手放開和大家聊天。我現在的努力，除了希望讓主要的腫瘤變小，腹腔的疼痛減少，還希望老太太可以扶著四腳平穩架下床走動。

在前幾次大動作地用分子共振調整髖臼和膝關節後，老太太已可以拿梳子梳頭髮了，因此我請看護每天讓她以兩手交替的方式梳頭100次。另外，因為她已經可以扶著床緣穩穩地坐著，所以也請看護協助老太太讓她的雙腳踩在硬式長方枕上，看護從正面抱住老太太的腰背漸次往前拉，老太太為了不讓自己跌下來，也必須用手和腳同時用力撐住身體，這樣反覆用力、放鬆、用力、放鬆，肌肉的力量會被重新喚醒。

不過，我們也知道老太太全身的骨骼都已經變形，腰椎也因壓迫性骨折被長期擠壓模糊難辨，膝蓋也是極端O型，兩腳伸直時，膝蓋的間距達30cm，在調整前還相差45cm，相當驚人。因為上述阻礙，老太太在復健時會有諸多困難，因此必須不斷地理肌，開骨。再加上老太太沒有使用任何止痛藥物，而且一星期才來找我一次，我必須在70分鐘內將所有肌群和關節打開重整，還必須兼顧腹腔的腫瘤和甲狀腺瘤的治療。因此，把時間再分化成2段、3段是必要的。有時我會思考一個問題，如果時間可以對摺，那麼從A地到B地的時間就可以縮短，那是不是也說明了時

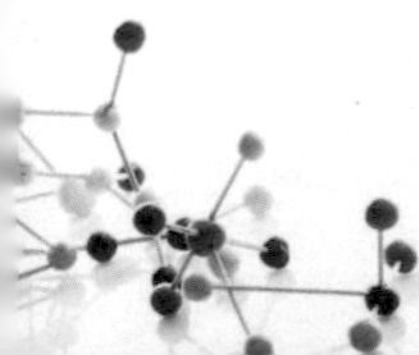

間可以像細胞一樣進行有絲分裂，果真如此，那麼在相同的空間裡，可以有數個時間流同時進行，如果我們可以抓到它不同的軌域，我們可以分別在不同的軌域裡安排不同的工作，那麼就可以增加做工的體積和密度。就好像專門製造電子用品的生產線，如果只開一條輸送帶，一天只能生產1000台機板，但是開5條輸送帶，就能增加4000台的產量。

我有這個想法，但是還在研究，目前能夠做的是，同一時間內，我在做工，病人也要做工，還有病人體內的細胞也必須做工。利用病人體內細胞做工的方法本書有專章說明，而這次操作一開始，我先開通下肢水路，因為細胞做工時會排出許多廢棄物，而且細胞做工時會啟動一連串的連鎖反應，可以工作很長的時間，也就是說，當我在進行劃骨法時，他們也在做他們該做的事。

看護雖然有照我的交待為老太太復健，但畢竟年紀大，要做到我交代的量是有困難的，而且這些動作，會使用到平常不用的肌肉，因為老太太多數時間是躺在床上的，所以手臂酸痛，膝蓋酸痛是必然的。這次的操作，因為模具的限制，槌子無法在胸廓內游動，我改用手與布由胸廓內側往外劃骨，長期臥床的病人肋間肌絕對缺乏彈性，我們在吸氣時外肋間肌會收縮，內肋間肌放鬆，呼氣時，外肋間肌會放鬆，內肋間肌會收縮，如果肋間肌的功用不佳，不僅會影響橫膈的作用，也會影響後上鋸肌和後下鋸肌的活動，而這些肌群都是重要的呼吸肌，如果呼吸的品質不佳，不但血液和肌肉的含氧量不足。患者還必須花費更多的力量呼吸，因此常會有頭暈，心跳加速的問題，如果不改善呼吸肌的功能，只是一味給藥，是無法改善症狀的。

胸廓劃骨時必須注意下列幾點：

1. 劃骨時必須一肋一肋依序劃開，內外肋間肌的方向不同，分開操作效果才會好。
2. 肩胛骨和背骨的接合處必須仔細操作，肩胛下肌緊張是手臂不能高舉過頭的主要原因。另外，前鋸肌和肩胛下肌也是在肩胛骨的內側緣會合，舉手時手臂橈側會緊繃和這裡也有關係。
3. 肋間肌除了是呼吸肌外，也擔負維持胸廓正確姿勢的責任，胸廓會因姿勢不良或外力撞擊而受到擠壓，時日一久也會造成脊柱錯位，因此位於背骨和脊柱間接合點之肌群也務必是加強的重點。
4. 劃骨不可以回手。

經過2次劃骨操作，老太太不僅梳頭的動作更靈活，頭轉動較順暢，就連平常會有心跳加速的不舒適感，都得到舒緩。

此外，我也是以劃骨法為主操作膝蓋，操作時為了加速分子活動，老太太也必須配合我的指示不時做交替抬腿的動作。

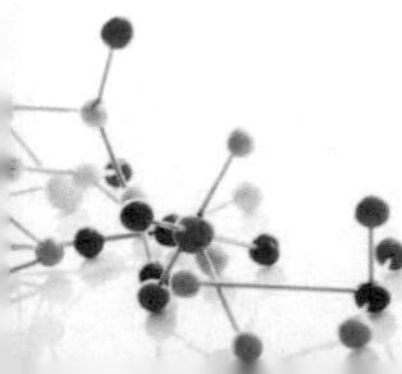

下肢劃骨時須注意的事項：

1.老太太的腿是極端O型，所以劃骨時必須將模具脛骨內轉。
2.髕骨周圍和髕骨滑車都必須劃過。
3.有些模具的膝蓋是可以卸下來的，可以先卸下劃骨，再接合脛骨，內轉劃骨，這樣可以操作的面積更廣。
4.和膝蓋活動有關的肌群都是要劃的對象。例如：股二頭肌、股四頭肌、半腱肌、半膜肌、脛骨肌、腓長肌、股薄肌等。髂脛束緊張，也會影響膝蓋活動。當這麼多肌群要操作時，你的腦海裡必須浮現要操作的肌群位置和走向，因為當患者配合你的指令抬腿時，你必須詢問她的感覺，病人的酸痛點會不斷轉移，這和肌群調整時會互相拉扯有關，當然也和病人每次抬腿時的位差有關，不過，無論如何，你都必須掌握好因應病患的痛點而立即改變操作的肌群。例如：抬腿時小腿後側痛，我們要劃腓長肌和比目魚肌；轉變成膝關節內緣痛時，要劃縫絳肌、或胸鎖乳突肌（結構力學點）；大腿外側緊繃時，要劃髂脛束，臀大肌；膝關節酸痛時要劃肩胛骨內緣下角和肋骨第3、4、5肋（結構力學點），也可以劃顏面小薦椎的膝蓋點。

老太太的腿經過劃骨治療後，活動情形改善許多，我希望上天給我倆足夠的時間，讓她重新再站起來。

4－3 分子共振運用方式介紹

（1）敲擊法

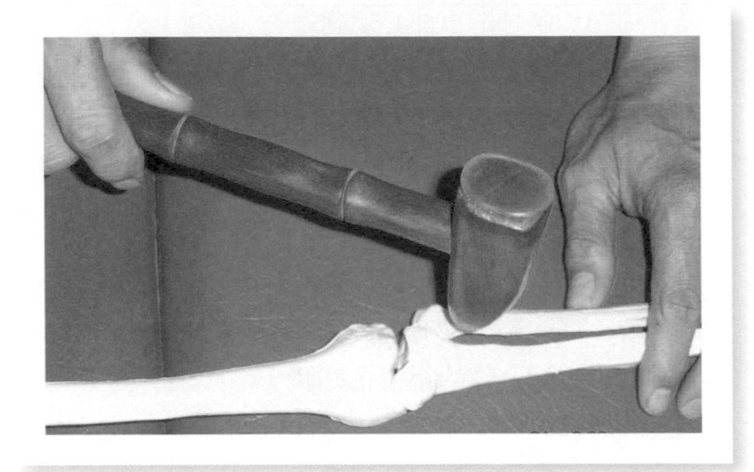

槌尖敲擊法1

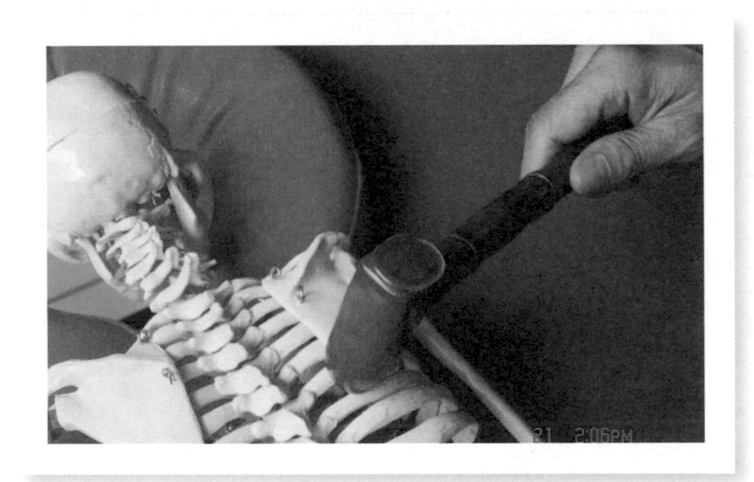

槌尖敲擊法2

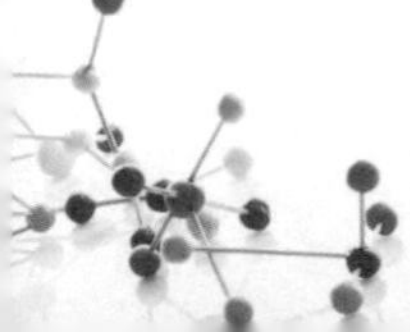

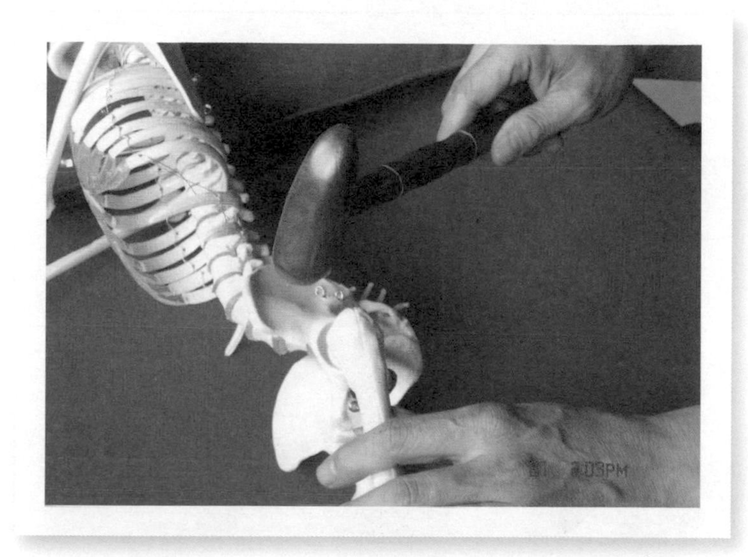

槌面敲擊法

（2）木槌劃骨法

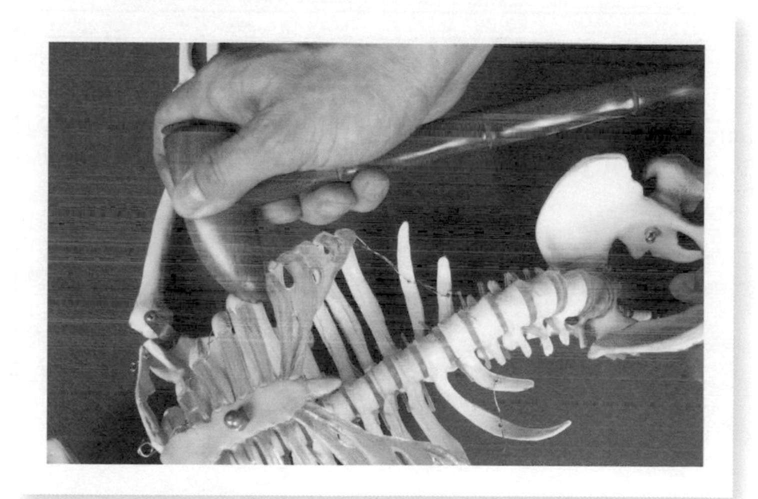

劃骨法示意1

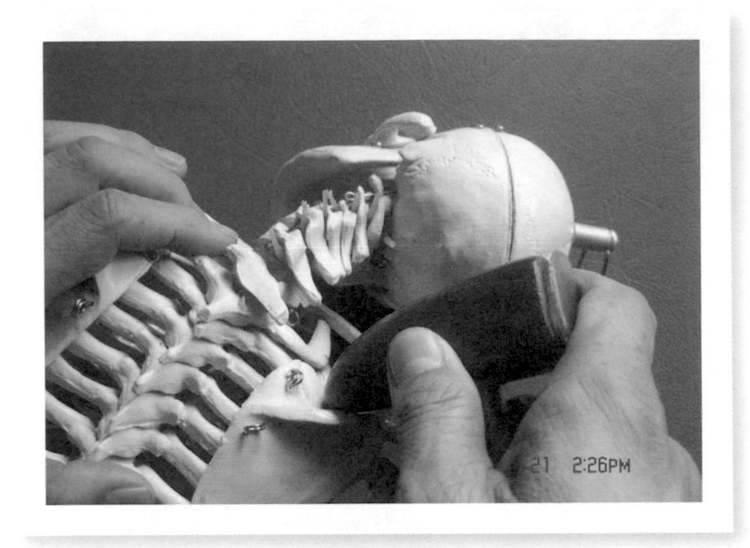

劃骨法示意2

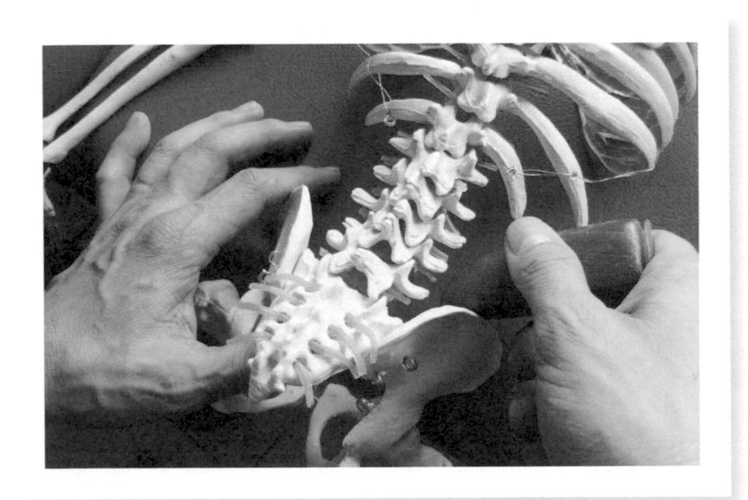

劃骨法示意3

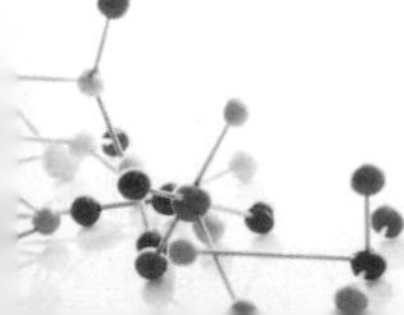

（3）布之劃骨法

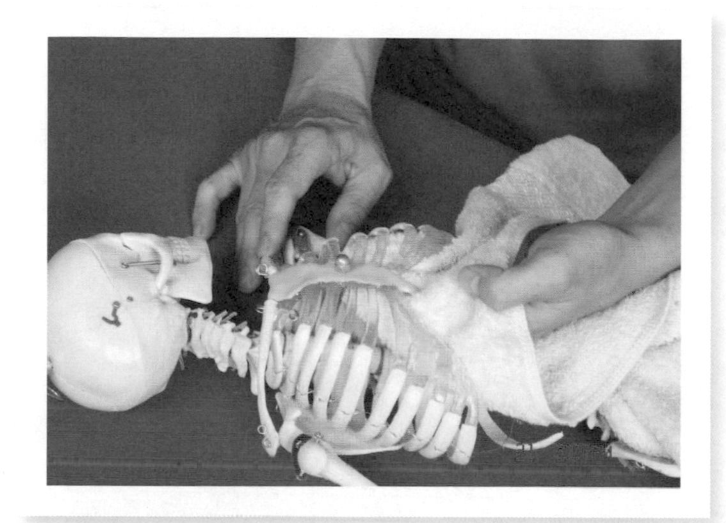

劃骨法1

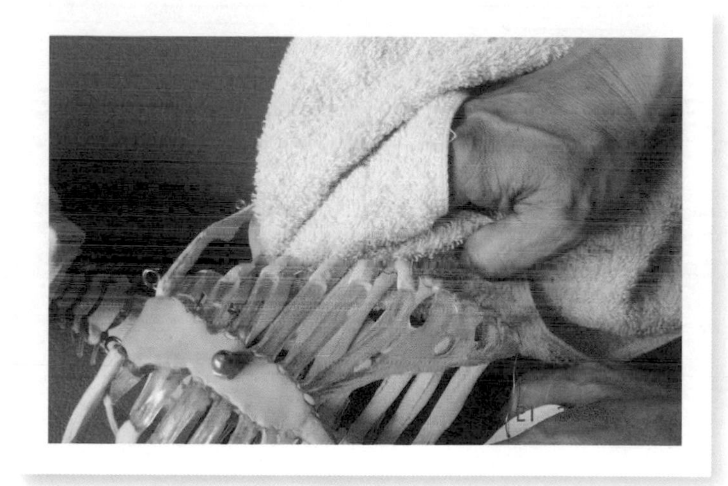

劃骨法2

（4）解剖圖書共振

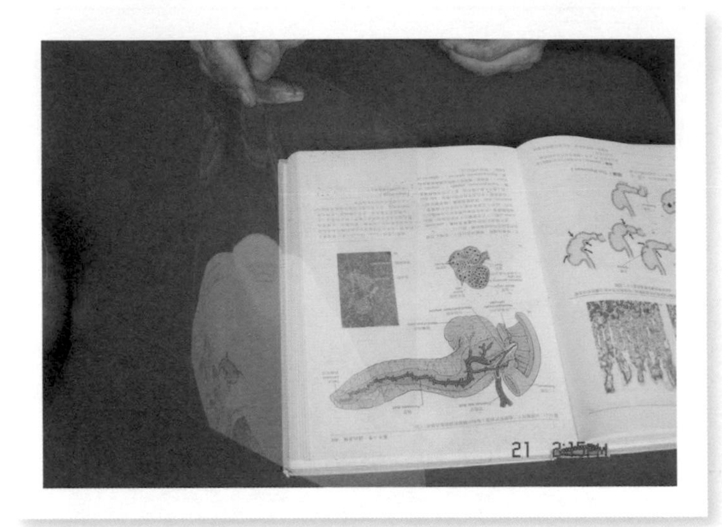

使用解剖圖之前請放透明片。

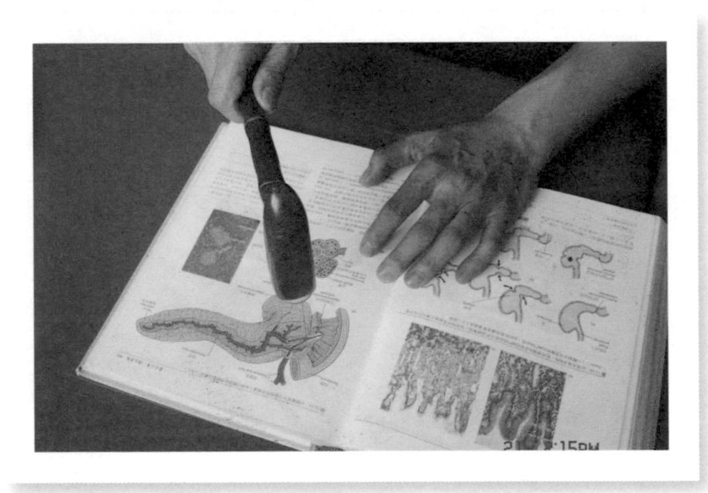

解剖圖書共振：1

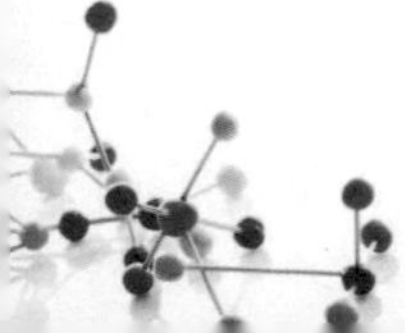

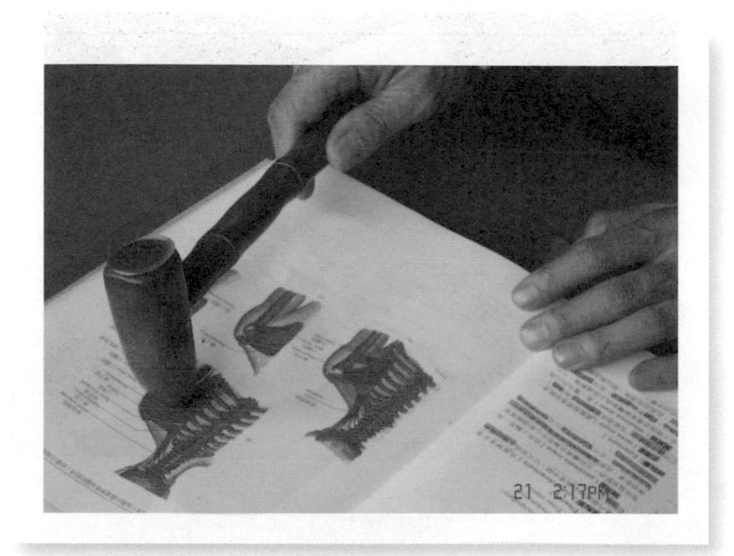

解剖圖書共振：2

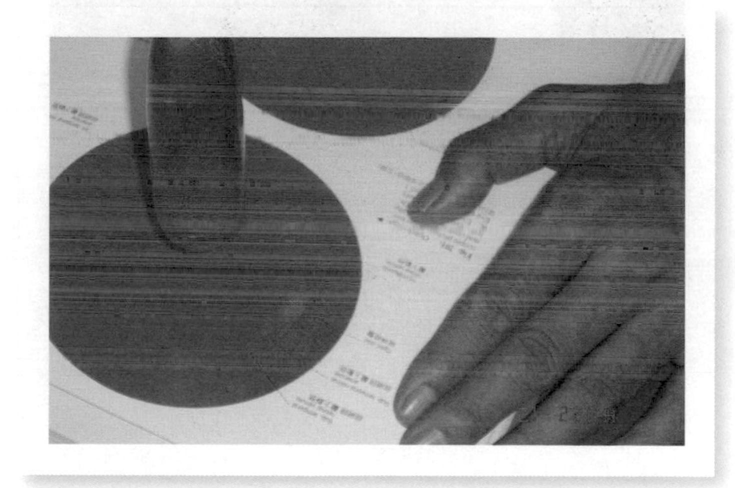

解剖圖書共振：3

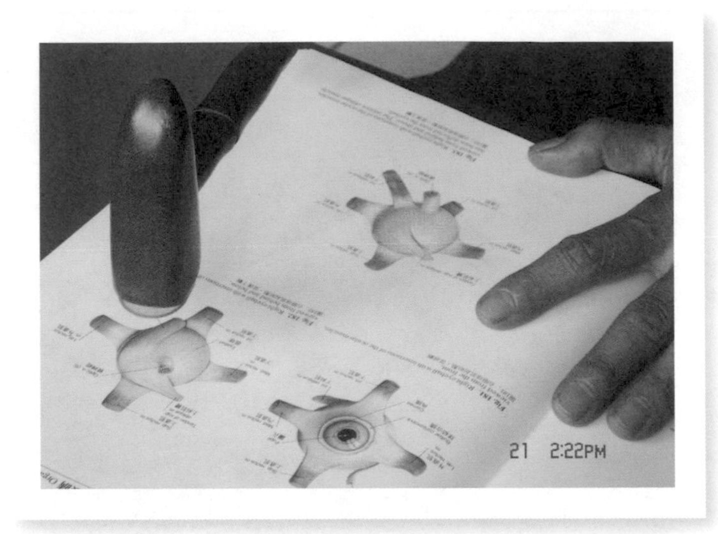

解剖圖書共振：4

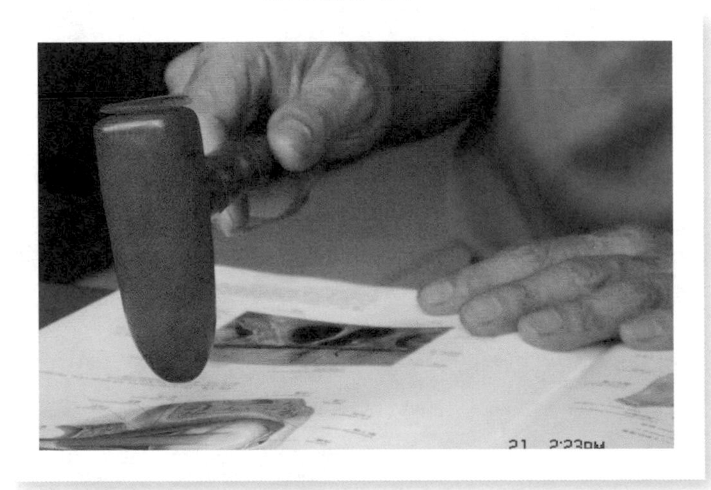

解剖圖書共振：5

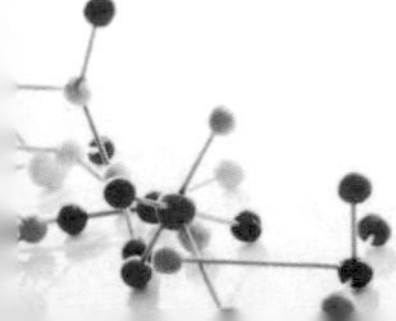

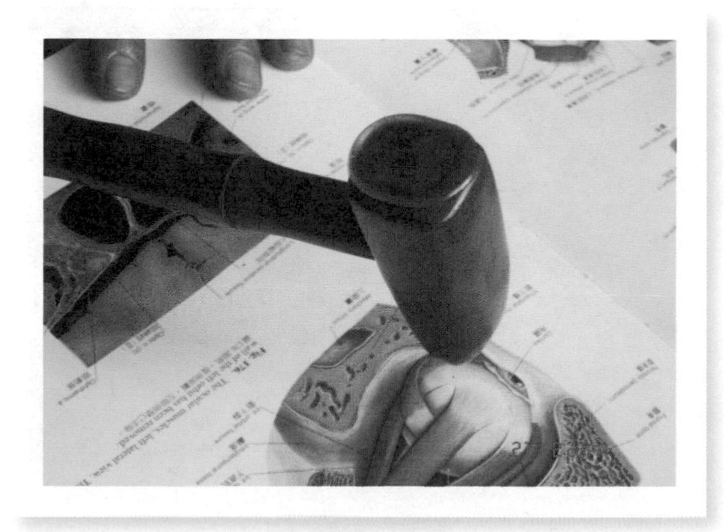

解剖圖書共振：6

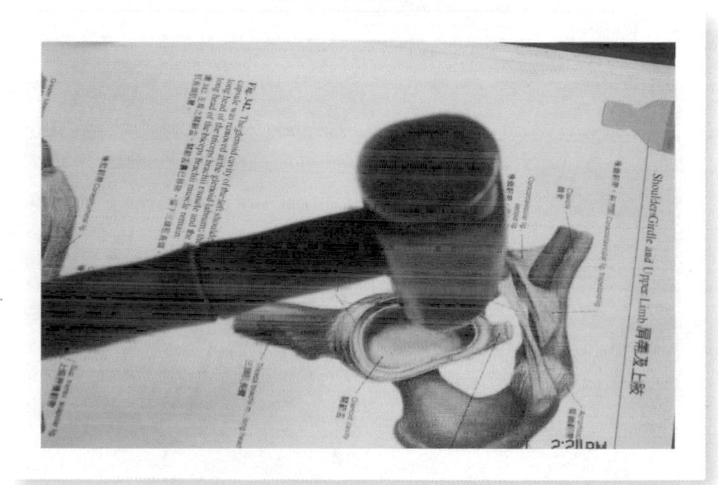

解剖圖書共振：7

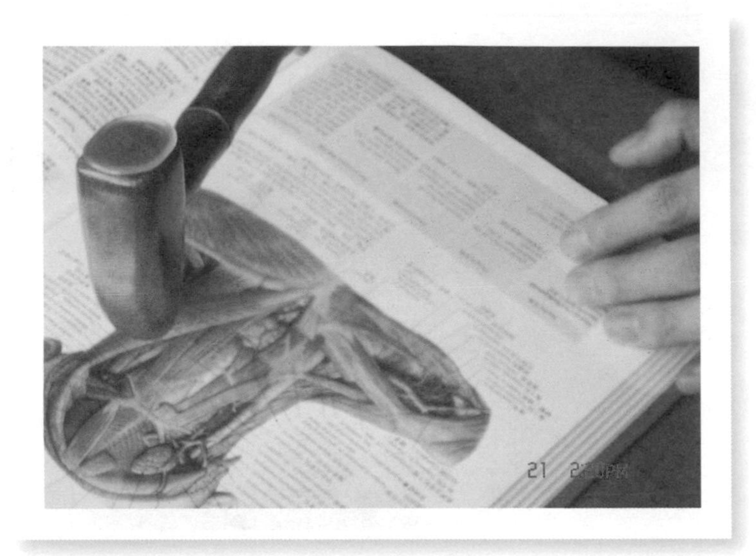

解剖圖書共振：8

(5) 頭顱骨共振示意

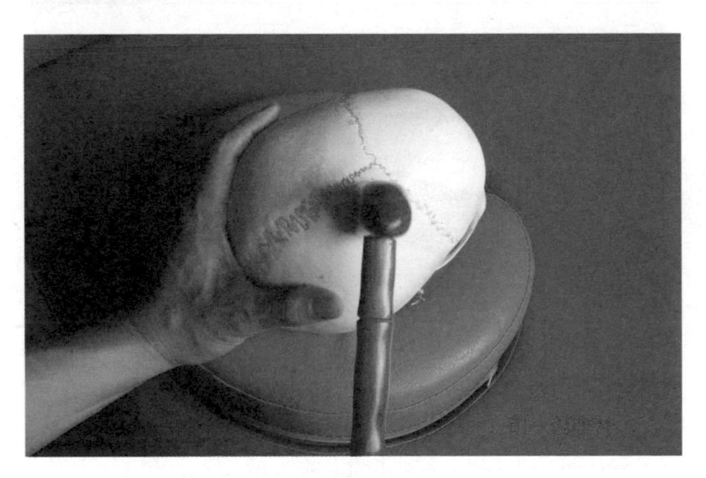

頭顱骨共振：1

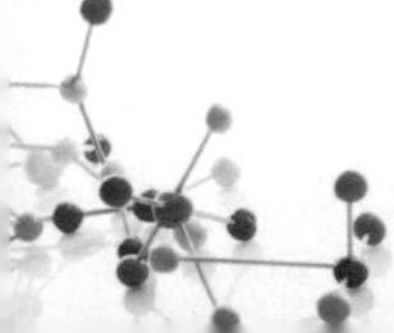

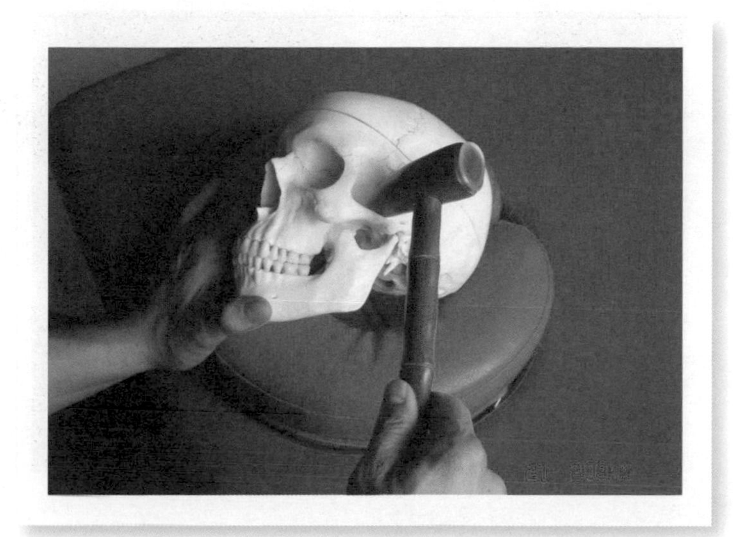

頭顱骨共振：2

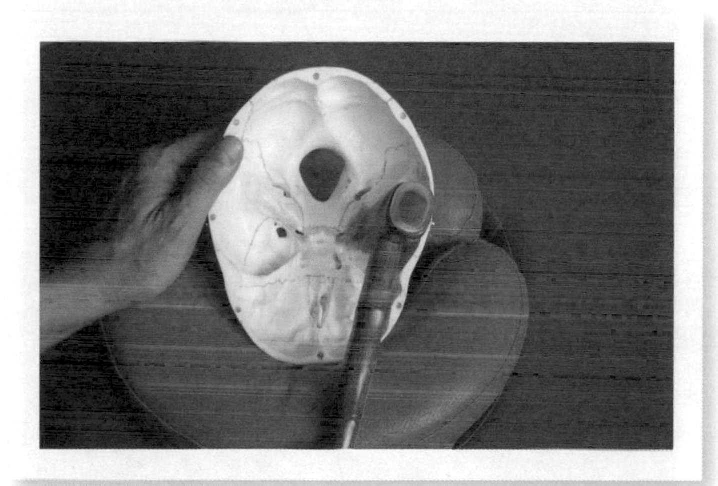

頭顱骨共振：3

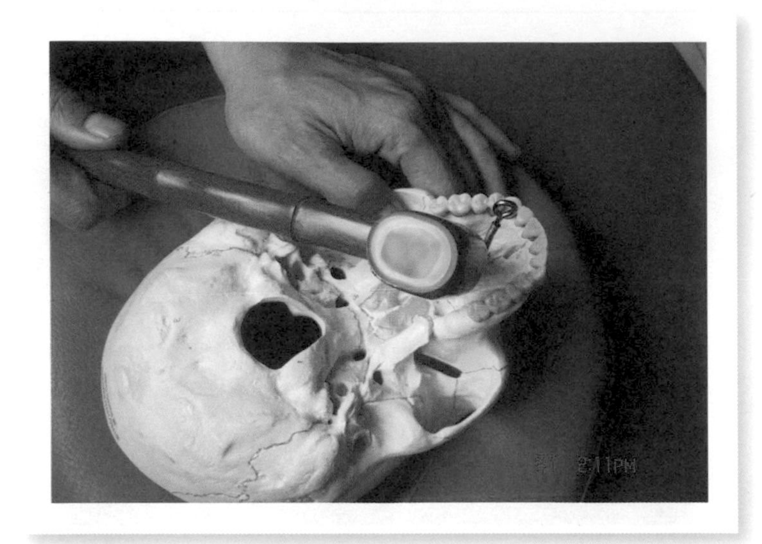

頭顱骨共振：4

（6）動物模型共振

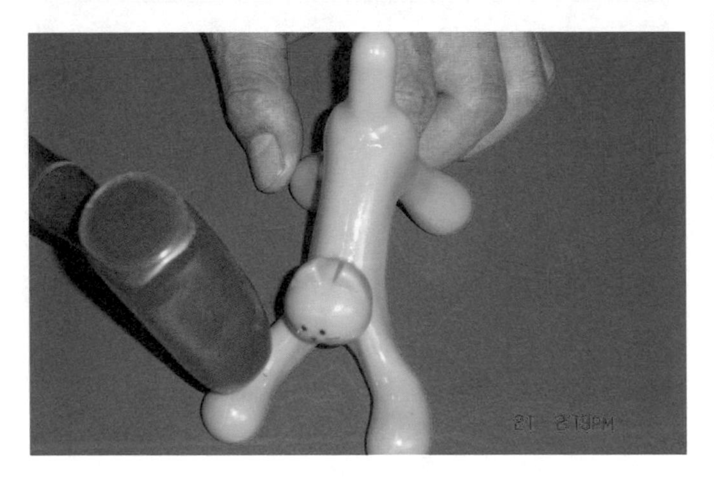

動物模型共振

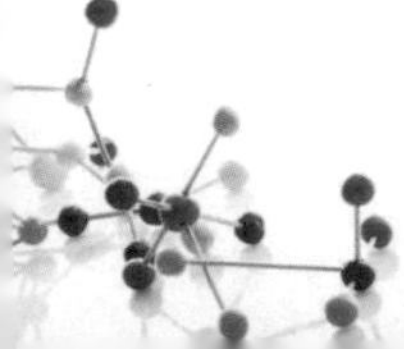

（7）毛巾亦可做肌肉使用

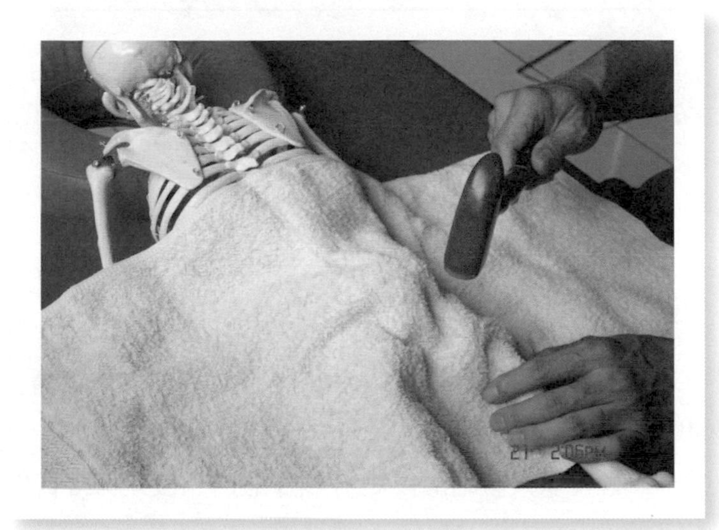

毛巾亦可做肌肉使用

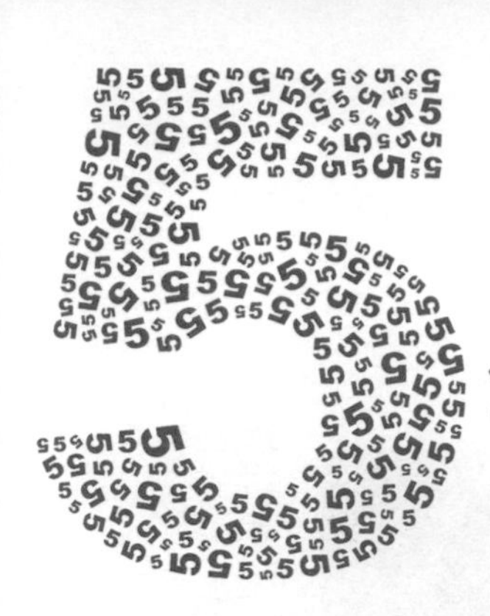

分子共振形態

5－1　與結構共舞
——進階

前文已提及，多年來我致力於人體結構療法的研究，提出人體網狀力學，並且研究以獨特的手法調整病患的身體結構，使其恢復健康。

這一節我會以人體結構轉變引發疼痛的角度切入，說明分子共振如何與結構療法結合提昇治癒率。

人類以兩足著地，骨盆在中穩固人體重心，撐著脊椎、胸腔和頭顱，左右上肢除了工作之外，還負有讓身體保持平衡的責任。骨盆雖是重心所在，但兩腳就像攝影機下方的三角架，如果三角架被移除攝影機就會傾倒毀壞。所以，如果要讓身體的結構穩固，就該保持重心在雙腳圍成的底面上方。

假設人體其中一側股關節錯位，造成兩足著地時有高低差，骨盆傾斜，位於骨盆之上的脊椎、胸腔也會傾斜，偏移的重心會讓人體在行進時產生旋轉的力量，加速偏移的進行。一段時間後，傾斜的一側會產生神經、血管的壓迫和肌肉縮短；另一側會造成神經剝離、血管、肌肉牽張過度。病人為了避免身體不適和

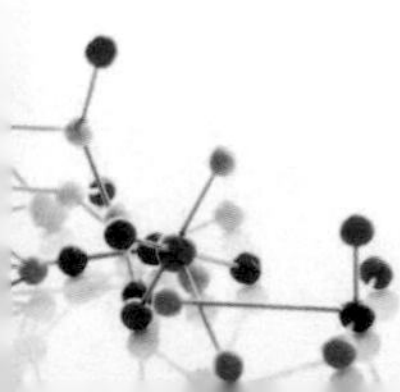

疼痛加劇，就會採取代償動作（效度低，但可以減輕疼痛的動作）。這種動作依據病患的個人習慣、日常工作項目和職業的不同而有很大的差異，因爲要以效度低的動作達到和原先一樣的效度高的產能，必須增加做工的時間和用力的磅數。長時間後，會使經常運作的系統產生功能性耗損，這種結構性耗損的變異除了因人而異，還經常引起內臟的發炎反應。

所以，若只是採用基礎共振法會花較多的時間，如果能善用結構力學的操作點，就可以將療程縮短，減少時間和資源的浪費。

因爲人體網狀力學涵蓋的範疇極廣，和分子共振醫學一樣可以寫成一部專書來討論，我在此舉幾個常見疼痛問題的案例說明。

【案例一】

女性患者32歲，臉陜右側經常出現不自覺收縮的情形，牙床右側也會不自覺咬緊，兩側眼睛同時出現拉緊感，以右側較嚴重。

1.診斷：

（1）和患者每日需長時間開車、踩剎車、油門，導致右側肌群痙攣有關。但是，計程車司機、卡車司機也需經常開車，為什麼不會出現上列症狀？因為患者是先天的O型腳，大腿內側肌肉張力不足，加上經常長時間開車，就會造成眼睛酸緊（人體網狀力學論點：大腿內側肌群的變異和眼睛有關）。

（2）患者需長時間使用電腦至深夜。

除了深夜用電腦最傷眼外，因患者操作電腦時會出現「烏龜伸頭」的習慣動作，剛好造成頸、胸椎C5～T5段的肌肉群呈現僵直狀態（人體網狀力學論點：C5～T5會影響顱顏肌肉）。

2.解決方法：

（1）工具——人體骨架模型、頭顱骨模型。

（2）以覆巾法共振人體骨架大腿內側肌群至脛骨接合點。

（3）共振人體骨架背側頸胸椎C5～T5段兩側，再以覆巾法重複共振。

3.結果：

顏面和眼睛不適得到舒緩，建議患者注意開車和打電腦的姿勢，平時宜綁腳，每日做後退走運動。

……………………………【案例二】……………………………

※案例二的情況比案例一複雜，因為腰椎L1、 L2和L3已架橋多年，增加操作時的難度，他的50肩是我協助舒緩的，之後功能比發病之前還要好。

男性68歲，左臂曾患50肩，經復健已可活動，近日上舉時有定點痛感，位於喙突和肩峰下囊之間。腰L5左側酸痛，認為和自己連續十幾天長時間站立走動有關。最近常感覺胸悶、呼吸有困難。

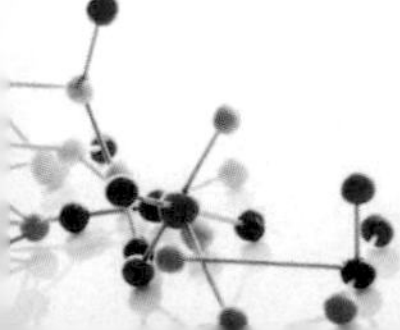

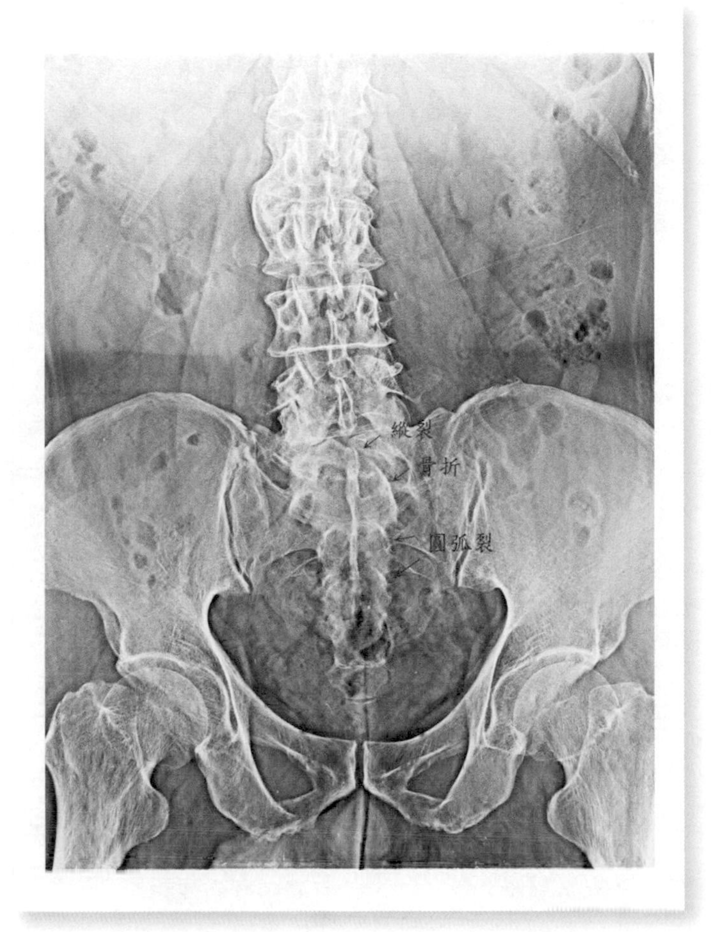

L1、 L2和L3架橋

1.診斷：

（1）除上述患者自訴，經檢查後發現頭轉左側時左斜角肌緊痛，腰左轉時，L5酸痛。

（2）研判左手定點疼痛和右側骨盆高位有關。

（3）患者的工作需經常性長時間抬高右手，導致右側肩胛骨、鎖骨呈上升狀態，整體肌肉群被拉向右上方。

（4）左側肌群經常性被迫牽引，導致延展性不足以提供左側活動時使用，左側肌群會採取保護性收縮，時間一久，會造成部分區域發生沾黏，使肌肉活動時肌筋膜之間的活動不夠順暢，摩擦的結果導致發炎產生。

（5）下表可讓大家清楚移動頭部時肌群之間的關係——

肌肉	起端	止端	作用	神經分布
胸鎖乳突肌1	胸骨前側和鎖骨上部	顳骨的乳突	將頭部轉向對側，仰頭、抬胸骨	副神經、C2、C3
頭夾肌2	下頸椎和上胸椎的棘突	顳骨的乳突	轉頭使頭部彎向同側，仰頭	頸部背神經
頭半棘肌3	下頸椎和上胸椎的突起	枕骨	仰頭使頭部轉向對側	頸、胸背神經
頭最長肌4	下頸椎和上胸椎的突起	顳骨的乳突	仰頭使頭部轉向對側	下頸、胸、腰的脊神經

我現在教大家看懂這張表——

（1）有三條肌肉的止端都在乳突上，分別是1、2、4，他們會互相影響。

（2）有三條肌肉的行經路線在下頸椎和上胸椎之間，分別是2、3、4，他們會互相影響。

（3）頭半脊肌的胸背神經與C6、7、8有關。

（4）副神經（第十一對腦神經）的脊髓分支除了支配胸鎖乳突肌還支配斜方肌。

（5）斜方肌的問題會影響手臂的抬舉和前胸的疼痛。

（6）1、2、3、4肌群如同時或部分拉緊時，會使頸椎和上胸椎間距縮短，這種縮短會導致斜角肌失去彈性，如果平時少使用，而連續十幾天需長時間站立、走動、左右轉頭環顧會場動態，尤其是在做這些動作時又必須注意英挺姿態時，一定會使斜角肌處於緊張狀態，斜角肌一緊張，就會影響腋動脈和臂神經叢走至上臂的路徑，臂神經叢是C5～T1神經，其中T1已屬於自主神經中的交感神經支，患者有氣喘的毛病，也會使用支氣管擴張劑，T1的交感神經段支配支氣管壁的擴張。而斜角肌本身就是呼吸運動的輔助肌，於吸氣時負責抬高胸廓。

（7）臂神經叢路徑被壓迫，一定會影響手臂上抬的動作。

（8）臂神經叢還會繞經胸小肌下方，如果肩胛，鎖骨上抬，會造成胸小肌緊張，壓迫臂神經叢，也會引起背部菱形肌的疼痛。

（9）上肢脊髓神經C5～C8同時控制胸小肌和胸大肌，而由C5控管的背部菱形肌又和胸大肌是拮抗肌，如果這兩塊肌群無法保持一定的張力，就會影響盂肱關節下降，造成手臂上抬時被卡住的情形。

（10）濶背肌除了可讓手臂往上、往下、往後，還肩負穩固腰椎，骨盆和下胸椎的責任，不過，它是由C6、7、8之脊椎神經控管。

（11）由C6、7、8所控管，又和腰的活動有關的肌肉，就是頭最長肌和濶背肌。

（12）現在再繞回原點，頭轉左側左側痛，那是因為右側肌肉收縮，但是左側1、3、4不放。腰轉左側左側痛同理。

讀到此，你對肌肉群的連鎖反應豁然開朗了呢？還是覺得變複雜了。我覺得不要急，結構的觀念不是一蹴可幾。如果你今天弄清了它們之間的關聯性，那麼將這種關聯性轉移到身體其他區塊，日積月累，你會對病患問題的產生了然於心。也就是因為這樣抽絲剝繭，我們下手時的準確性更高，往往病患拖了3、4年的毛病，我們可以在3、4個月內或更快的時間令他們有滿意的結果。

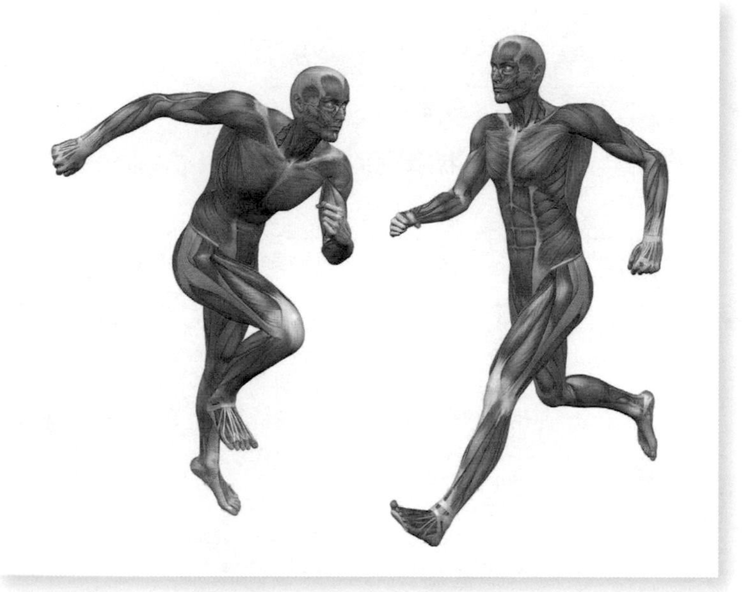

動——來自全身肌肉的協調運作。

2.解決方法和結果：

（1）工具——人體骨架模型、頭顱骨模型。

（2）分子共振將肩胛骨往下敲。

（3）基礎共振喙突和肩峰下囊之間，喙突和胸小肌之間。

上舉手臂疼痛感解除，挺腰酸痛感減輕。

（4）依序敲枕骨B線左內側1/2區塊，右內側1/2區塊，左外側1/2區塊。

轉頭恢復正常。

（5）敲L1-5由右向左敲。

腰痛感得到舒緩，酸感存在。

（6）以覆巾法共振大腿內收肌群。

（7）共振頭顱骨矢狀縫兩側，加強腰薦成相區。

腰酸和胸悶感皆得到舒緩。

讀完解決方法後，可能有人會覺得診斷和研判寫了一大堆，怎麼操作方法只有一點點，這就是人體網狀力學，診斷愈細，下手愈精。

※書中凡是使用代號C、T、L、S標示之點，皆可參考以下各圖。

神經節段病變對應圖

1/8

C1 頸椎第一對神經

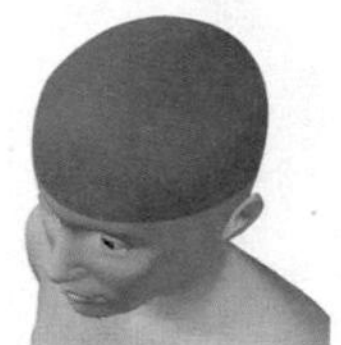
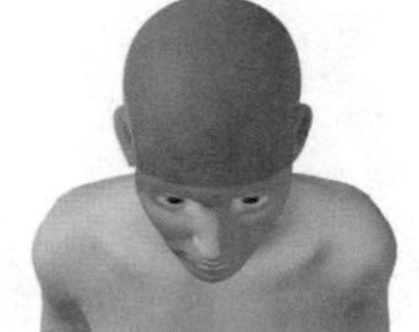

- 眩暈、頭風、頭(皮)痛麻、發燒、口乾、打鼾
- 眼疾、青光眼、乾眼症
- 失眠(淺眠)、倦怠、腦神經衰弱、腦軟化、躁鬱症
- 容易掉頭髮(禿頭)、記憶力衰退、不孕症、膀胱炎
- 斜頸症、步態不穩、癱瘓

C2 頸椎第二對神經

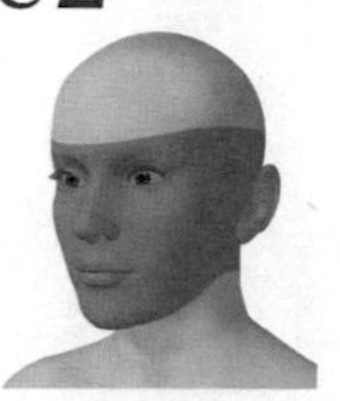
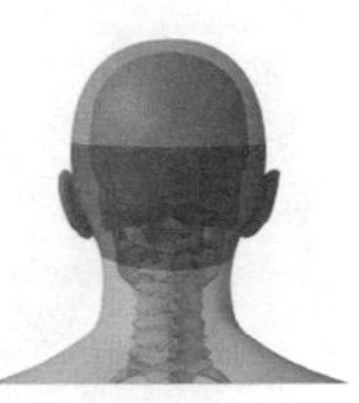

- 眼：眼疾、斜眼、近視、老花眼、眼垢、眼睛模糊、黃斑病變、乾眼症
- 耳：耳聾、耳鳴、耳癢、耳塞住感、耳後至乳突腫痛、半規管不平衡(梅尼爾氏症)
- 鼻：鼻竇炎、鼻蓄膿、過敏性鼻炎(鼻塞、打噴嚏、流鼻水、鼻子癢)、打鼾
- 口：扁桃腺炎、腮腺炎、失聲、口乾
- 顏面神經痛、癲癇症、偏頭痛、躁鬱症
- 斜頸症、步態不穩、癱瘓

C3 頸椎第三對神經

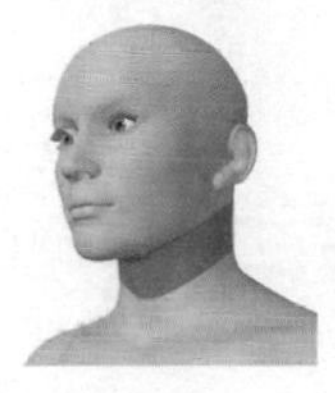
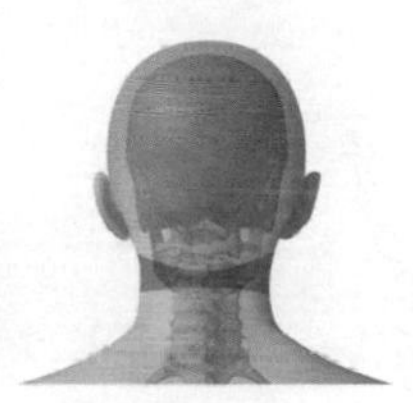

- 咽喉炎(痛)、咳嗽、喉嚨有異物感、喉嚨有痰、喉嚨長繭、吞嚥困難、打鼾
- 頸肩酸痛、呼吸困難、自律神經失調、神經痛
- 痤瘡、濕疹、皮膚過敏
- 斜頸症、鎖骨上方僵硬麻痺或喪失感覺功能、肩胛不能抬舉

C4 頸椎第四對神經

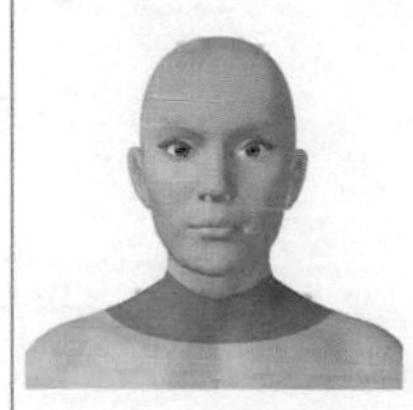
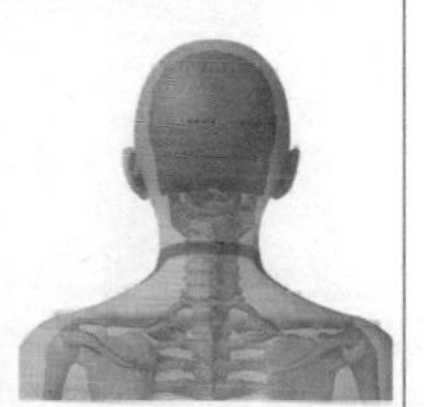

- 臉部血管壓迫、熱潮紅、鼻出血、鼻塞、打鼾、牙痛
- 甲狀腺炎、扁桃腺炎、心肌梗塞
- 肩頸酸痛麻、頸椎彎曲症、斜頸症、橫膈痙攣、呼吸困難、鎖骨上方僵硬麻痺或喪失感覺功能、肩胛不能抬舉

神經節段病變對應圖

2/8

C5 頸椎第五對神經

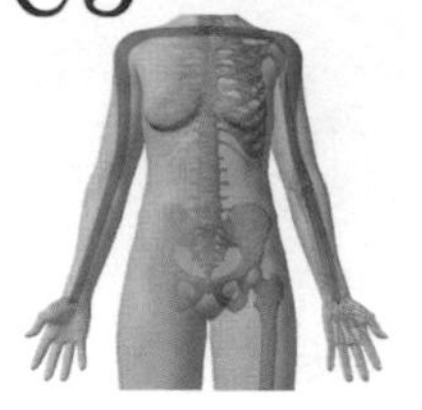
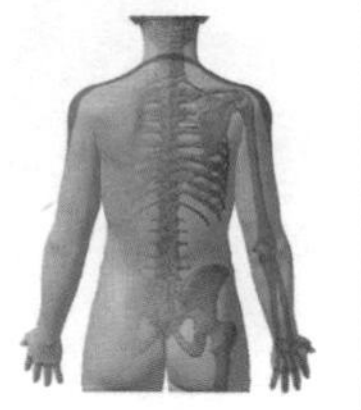

- 甲狀腺炎、扁桃腺炎、氣管炎、咽喉炎、咳嗽、感冒、口臭、打鼾、嘴角歪斜、食道不順、嘶啞、膏肓痛
- 腦中風、心臟血管疾病
- 肩膀外側肌肉萎縮、肩胛翼形變形、肩部外展障礙、五十肩、上臂麻痺(變形)、肘部屈肌無力、手臂無法垂直上舉、腕隧道症候群、橫膈膜麻痺或痙攣、手臂正中至手掌面酸痛麻

C6 頸椎第六對神經

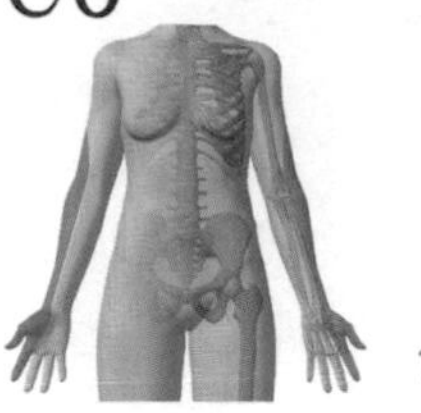
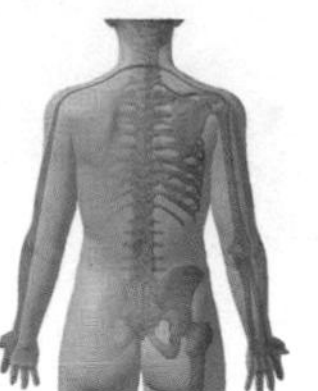

- 甲狀腺炎、扁桃腺炎、咳嗽、百日咳、感冒、哮喘、打鼾
- 頸部酸痛僵硬或旋向困難、頸部骨關節炎、五十肩、上臂麻痺(變形)、前臂外側肌肉萎縮、肩膀外側肌肉萎縮、肩部內收障礙、肩胛翼形變形、橫膈膜麻痺或痙攣、手臂無法垂直上舉、腕隧道症候群、手腕背向屈曲痛或橈側伸腕痛、肘部屈肌無力、肘以下無法旋前旋後、大魚際肌群萎縮、拇指及食指不能彎曲、食指指髓萎縮、指甲龜裂、拇指和食指及中指酸痛麻

C7 頸椎第七對神經

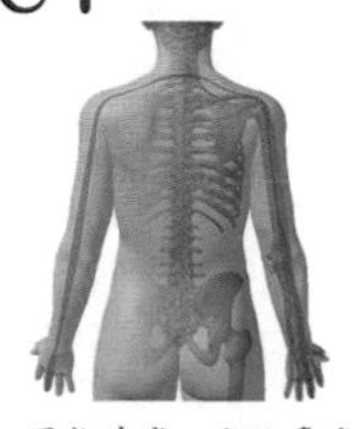
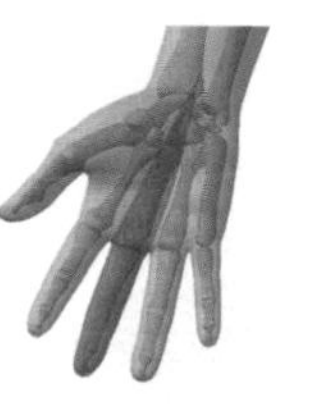

- 甲狀腺炎、黏液囊炎、感冒、食慾不振
- 肩部內收障礙、肩胛翼形變形、肘部伸肌無力、橫膈膜麻痺或痙攣、手指背向伸展障礙、手腕掌向或橈側屈曲痛、腕隧道症候群、食指中指和無名指酸痛麻

C8 頸椎第八對神經

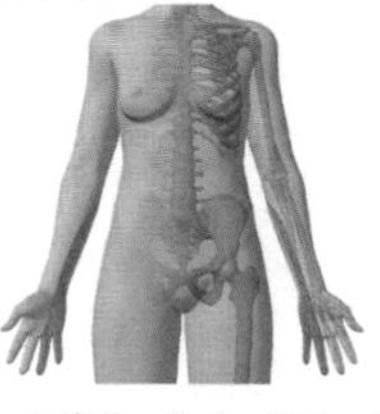
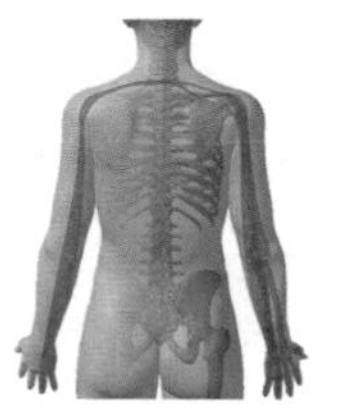

- 氣管炎、氣喘、肺炎、憂鬱症
- 富貴手、手指叢簇感染、灰指甲、甲溝炎、指甲易碎
- 肥胖症、貧血、食道不順、皮膚潰瘍、尺神經炎
- 斜頸症、大椎上緣痛、肘部伸肌無力、手指掌向屈曲障礙、手指外展障礙、五十肩、前臂內側肌肉萎縮、橫膈膜麻痺或痙攣、中指和無名指及小指酸痛麻、手背骨間肌萎縮、手腕尺側屈曲痛、腕隧道症候群、小指不能外展或變形、小魚際肌群萎縮

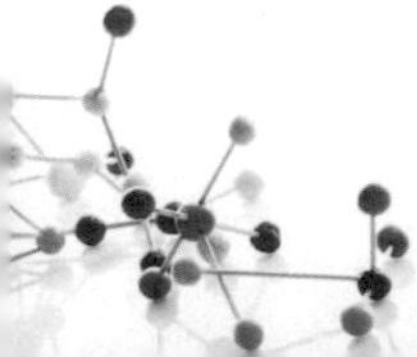

神經節段病變對應圖

3/8

T1 胸椎第一對神經

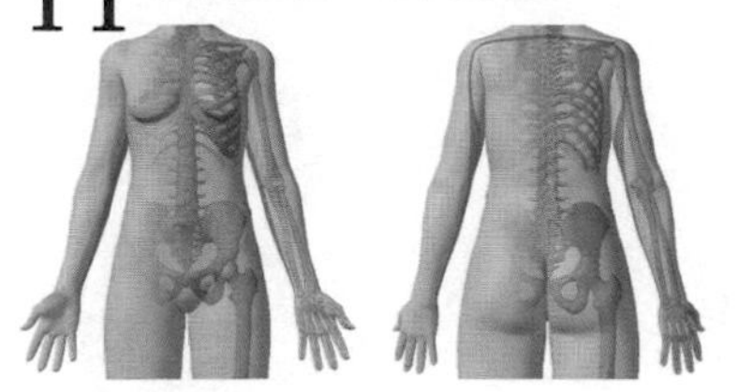

・氣管炎、咽喉炎、氣喘、哮喘、咳嗽、
呼吸困難、胸痛、肺尖部癌症、心臟病、
憂鬱症、水腫
・支配眼睛的交感神經路徑障礙(眼睛疾病、
眼皮下垂、瞳孔縮小)、手部乾燥、皮膚潰瘍、
指甲易碎、纖維神經瘤
・大椎痛、斜頸症、頸部後側酸痛、頸椎關節病變、
肩峰至手臂內側到手腕關節內側酸痛麻、
手腕疼痛、上臂及前臂內側肌肉萎縮、
手部骨間肌萎縮、小魚際萎縮、
手指外展或內收障礙、小指外展變形、尺神經炎

T2 胸椎第二對神經

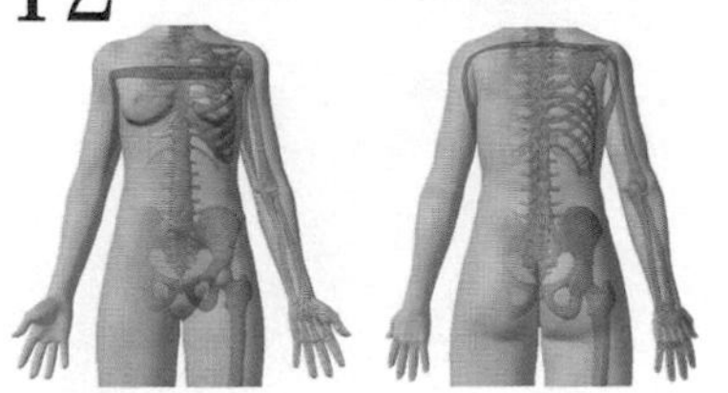

・哮喘、氣喘、呼吸困難、胸痛
・心臟病(心瓣膜炎、心律不整、心肌痛)、
血壓不正常、頭昏
・咽喉炎、食道炎、水腫、膏肓痛、
眼睛疾病、憂鬱症
・斜頸症、頸部後側酸痛、手臂後側酸痛麻、
手肘以下全麻、五隻手指末梢麻

T3 胸椎第三對神經

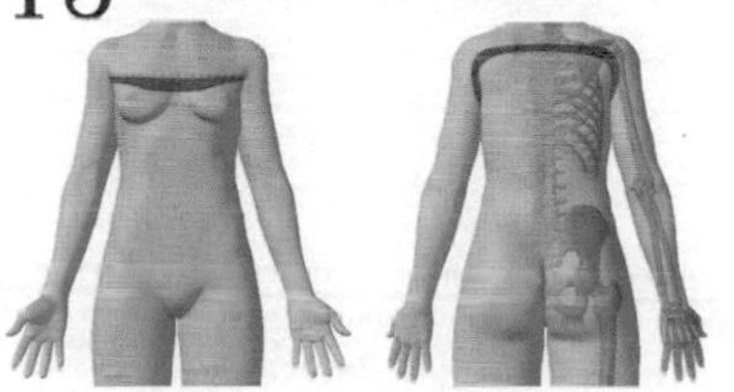

・支氣管炎、氣喘、哮喘、咳嗽、呼吸困難、
胸痛、胸悶、肺炎、肺結核、感冒、扁桃腺發炎
・心臟病(心律不整、心肌痛、心室肥大)
・眼袋浮腫、流口水、嘴角歪斜、言語困難、
近視、乾眼症
・食道炎、肋膜炎、膏肓痛、狐臭、盜汗、乳房纖維囊腫
・憂(躁)鬱症、個性衝動、臉部泛紅、身體發熱、
中暑、紅斑性狼瘡
・頸部旁側酸痛、手臂後側腋窩酸痛麻、
肘關節結節硬塊、網球肘、手軟無力、
手心多汗症、手掌腫脹(僵硬、泛紅、抽筋)

T4 胸椎第四對神經

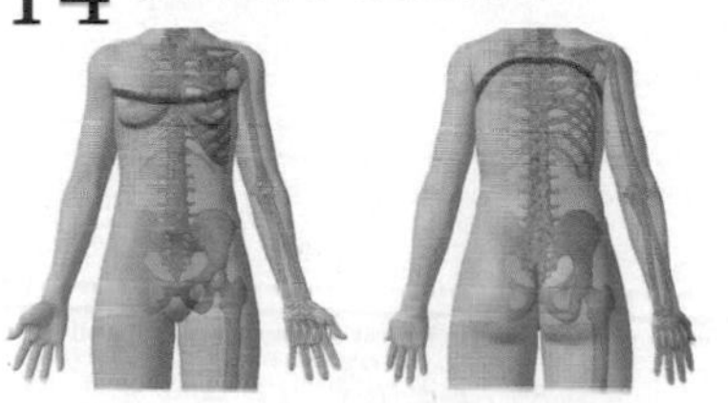

・氣喘、呼吸困難、胸痛、胸悶、肺炎
・眼睛疾病(近視、弱視、乾眼症)
・心臟病、食道逆流、肋膜炎、乳房炎、
乳房纖維囊腫、膏肓痛、憂鬱症、膽囊炎、
慢性胃炎、帶狀皰疹、黃疸
・鼻子過敏、鼻流黃涕、黑斑、言語困難

神經節段病變對應圖

4/8

T5 胸椎第五對神經

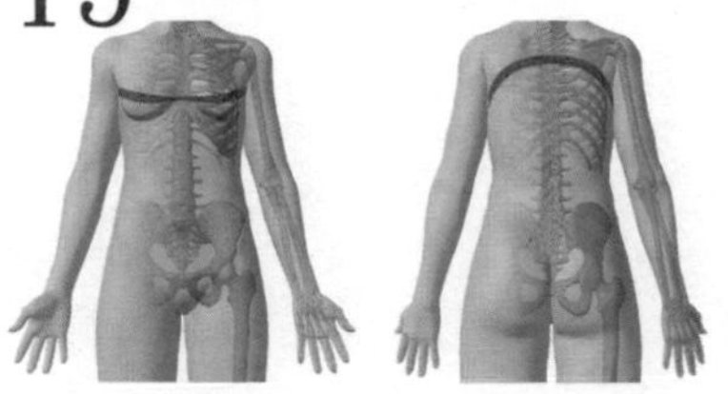

- 膽囊炎、脾腫大、胰臟炎、腎炎、乳房纖維囊腫、血癌、腦瘤、氣喘、感冒
- 食道逆流、急慢性胃炎、胃脹、食慾不振、十二指腸炎
- 貧血、地中海型貧血、低血壓
- 面皰、黑斑、臉部皮膚問題
- 視力模糊、老花眼、乾眼症、青光眼、白內障、飛蚊症、斜眼、鬥雞眼
- 耳朵疾病(耳鳴、重聽、耳炎）、平衡感不佳、暈眩、梅尼爾氏症
- 鼻子過敏、鼻瘜肉
- 容易打嗝、容易嘔吐、容易暈車、注意力不集中、膏肓痛、倦怠
- 口吃、口臭、口乾、味蕾失真、牙關節痛、牙齒咬合不正、言語困難
- 顏面神經麻痺、手腳不自覺抖動、身體抖動、顱內抖動、帕金森氏症
- 掉眉毛、白頭髮、頭皮癢、頭皮屑
- 多夢、失眠、偏頭疼、前額痛
- 類風濕性關節炎、紅斑性狼瘡、糖尿病、癲癇症、中風
- 手腳冰冷、極度怕冷、容易流淚、喜歡哭、膽小、冒冷汗、憂鬱症
- 肩部旋轉帶關節病變(骨關節炎、冰凍肩、反覆性脫位)、
  手腳四肢末梢同時麻、遊走性酸痛、身體半側酸痛、膝後結節小硬塊
- 橫膈膜痙攣

T6 胸椎第六對神經

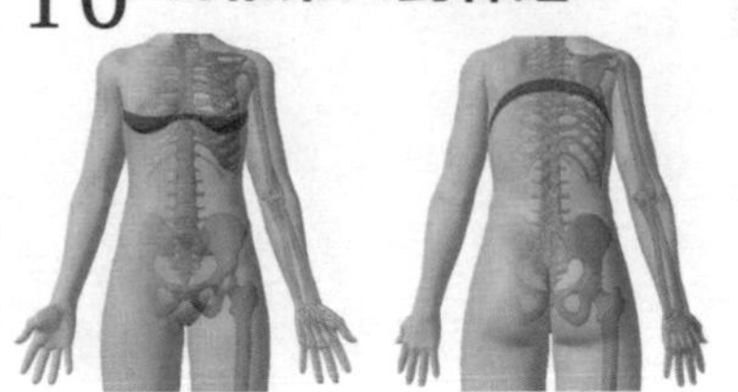

- 膽囊炎、脾腫大、胰臟炎、腎炎、乳房纖維囊腫、血癌、腦瘤、氣喘、感冒
- 食道逆流、急慢性胃炎、胃脹、食慾不振、十二指腸炎
- 貧血、地中海型貧血、低血壓
- 面皰、黑斑、臉部皮膚問題
- 視力模糊、老花眼、乾眼症、青光眼、白內障、飛蚊症、斜眼、鬥雞眼
- 耳朵疾病(耳鳴、重聽、耳炎）、平衡感不佳、暈眩、梅尼爾氏症
- 鼻子過敏、鼻瘜肉
- 容易打嗝、容易嘔吐、容易暈車、注意力不集中、膏肓痛、倦怠
- 口吃、口臭、口乾、味蕾失真、牙關節痛、牙齒咬合不正、言語困難
- 顏面神經麻痺、手腳不自覺抖動、身體抖動、顱內抖動、帕金森氏症
- 掉眉毛、白頭髮、頭皮癢、頭皮屑
- 多夢、失眠、偏頭疼、前額痛
- 類風濕性關節炎、紅斑性狼瘡、糖尿病、癲癇症、中風
- 手腳冰冷、極度怕冷、容易流淚、喜歡哭、膽小、冒冷汗、憂鬱症
- 肩部旋轉帶關節病變(骨關節炎、冰凍肩、反覆性脫位)、
  手腳四肢末梢同時麻、遊走性酸痛、身體半側酸痛、膝後結節小硬塊
- 橫膈膜痙攣

T7 胸椎第七對神經

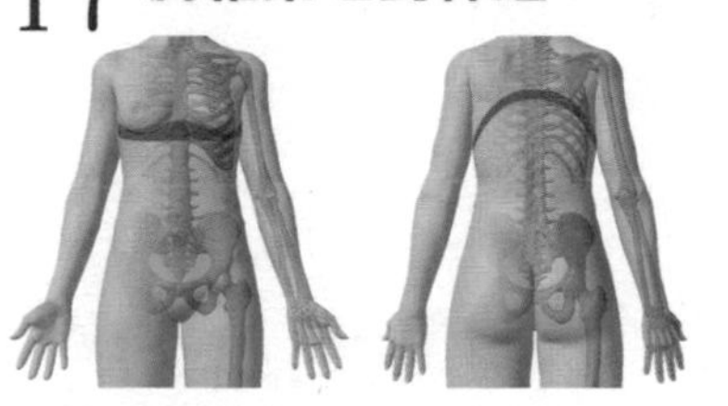

- 唇乾、扁桃腺炎、糖尿病、背痛
- 慢性胃炎、胃脹、胃潰瘍、十二指腸炎
- 橫膈膜痙攣(肋部刺痛、胸痛、
  胸骨下痛、沿肋骨下緣疼痛)

T8 胸椎第八對神經

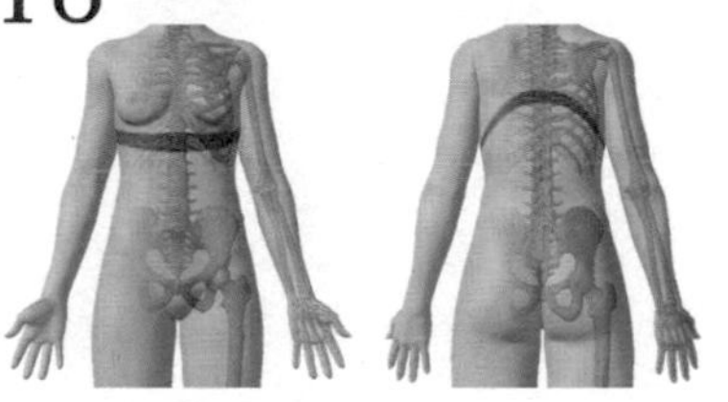

- 頭痛、風濕、抵抗力減弱、白血病、
  肝病、膽囊炎、糖尿病、腎炎
- 胃炎、小腸炎、下腹痛、背痛、便祕
- 橫膈膜痙攣

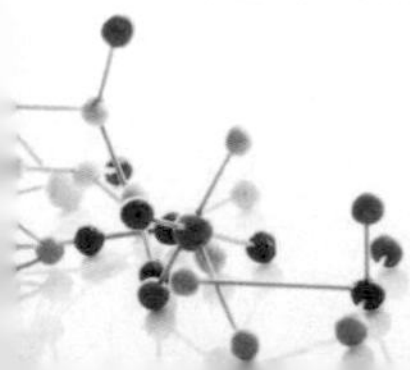

T9 胸椎第九對神經

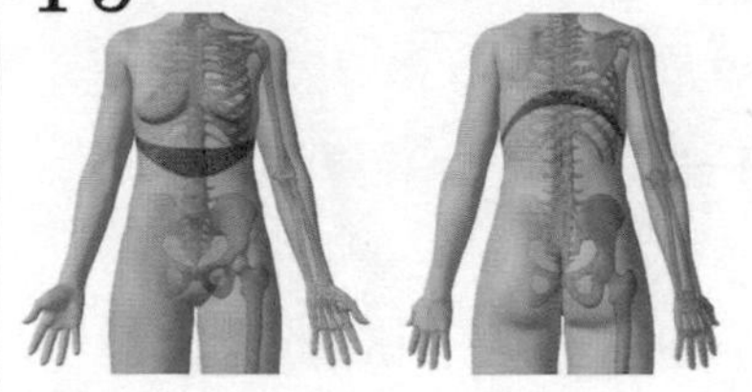

- 肝病、膽囊炎、糖尿病
- 皮膚過敏、蕁麻疹、溼疹、牛皮癬、皮膚不明腫痛、異位性皮膚炎、脂落性皮膚炎、紅斑性狼瘡等各種皮膚病變
- 頻尿、尿少、小便白濁、排尿疼痛、膀胱炎、腎炎、腎因性背痛
- 血管阻塞、動脈硬化、中風
- 頭昏、喉乾、甲狀腺機能障礙、手腳冰冷、下腹痛、小腸炎、不孕症、性慾減退
- 橫膈膜痙攣

T10 胸椎第十對神經

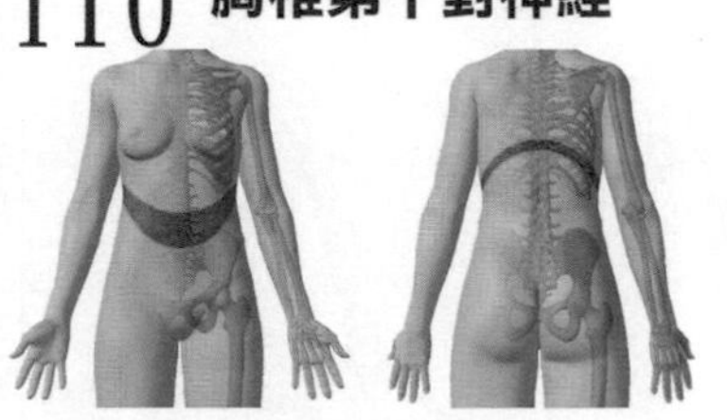

- 肝病、膽囊炎、糖尿病、小腸炎、升結腸炎
- 皮膚病、牛皮癬
- 腎炎、輸尿管炎、膀胱炎、血尿、排尿疼痛、尿酸、痛風、身體水腫、軟便、腹瀉、腎因性背痛
- 血管硬化、血壓不正常、靜脈曲張
- 白內障、近視、中風
- 風濕、盲腸炎、倦怠、帶狀皰疹、不孕症
- 肩膀僵硬、橫膈膜痙攣

T11 胸椎第十一對神經

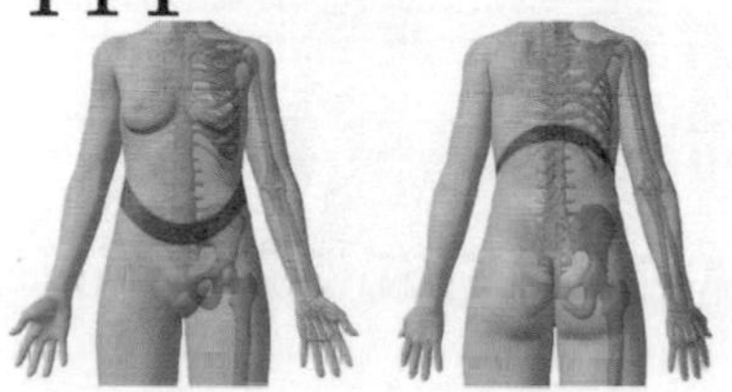

- 肝病、膽囊炎、糖尿病
- 皮膚病、牛皮癬、痤瘡、粉刺、溼疹
- 腎炎、輸尿管炎、膀胱炎、遺尿、小便白濁、排尿疼痛、尿酸、痛風、身體水腫、腎因性背痛
- 升結腸炎、腸道阻塞、軟便、腹瀉
- 血液循環不良、靜脈曲張、血壓不正常、呼吸困難
- 不孕症、性無能
- 骨關節炎、類風濕關節炎、機械性下背痛

T12 胸椎第十二對神經

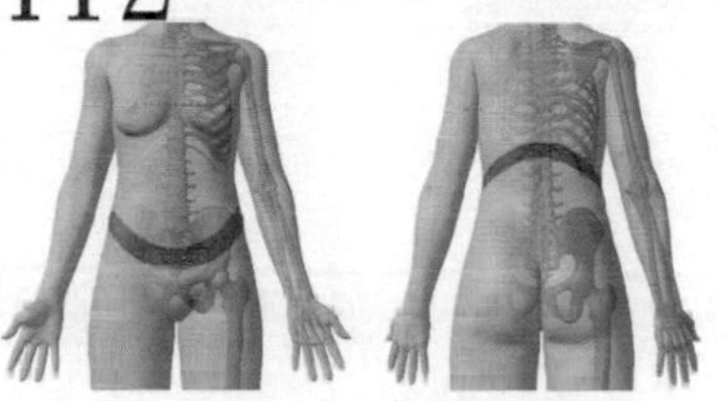

- 不孕症、排卵障礙、生殖器、陰道疾病
- 腎炎、輸尿管炎、膀胱炎、頻尿、排尿疼痛、尿酸、痛風、身體水腫、腎因性背痛
- 鼻竇炎、扁桃腺炎、呼吸困難、食慾不振、盲腸炎、脹氣、下腹部疼痛、軟便、皮膚病、大腿內側及近側酸痛麻、陰莖根及陰囊疾病、恥丘及大陰唇疾病
- 機械性下背痛

L1 腰椎第一對神經

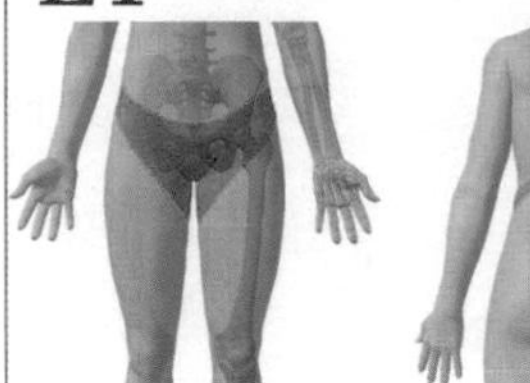
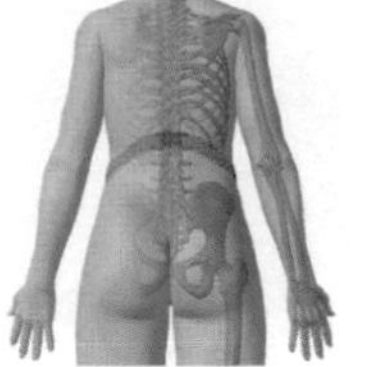

- 腎臟功能弱、輸尿管炎、膀胱炎、身體水腫、腰痛、不孕症
- 軟便、腹瀉
- 腹股溝疝氣、大腿上端酸麻痛

L2 腰椎第二對神經

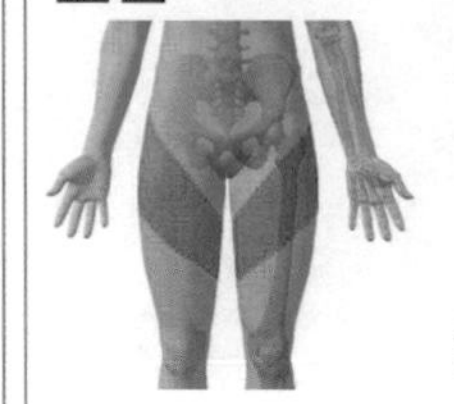
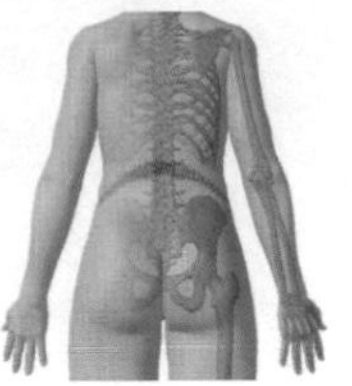

- 不孕症、月經失調、卵巢發炎、卵巢囊腫、輸卵管阻塞、子宮發炎、子宮肌瘤、子宮黏膜異位、子宮外孕、小產
- 腎臟功能弱、身體水腫、腰痛
- 軟便、腹瀉、便祕
- 呼吸困難、盲腸炎、腹痛痙攣、靜脈曲張
- 大腿中段酸痛麻、髂骨外翻、髖關節痛、髖部屈曲與內旋障礙、膝關節滑液囊炎、膕窩結節、屈膝困難

L3 腰椎第三對神經

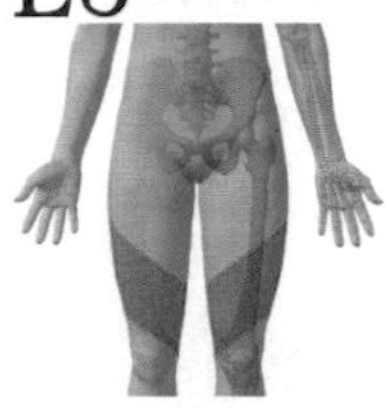
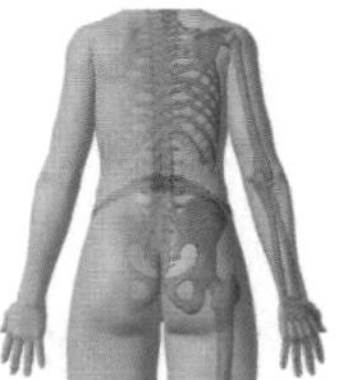
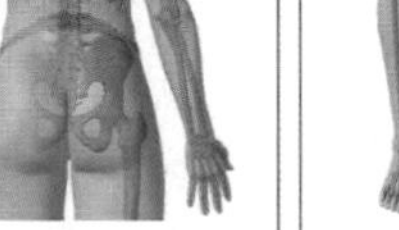

- 月經失調、生理痛、卵巢發炎、卵巢囊腫、輸卵管阻塞、子宮發炎、子宮肌瘤、子宮黏膜異位、子宮外孕、小產
- 輸尿管炎、膀胱炎、頻尿、遺尿、排尿疼痛、腰痛、尿酸、痛風、夜尿、水腫
- 高血壓、低血壓、動脈硬化、心痛
- 白內障、青光眼
- 健忘、過敏、皰疹、腹部陣痛
- 腰部及腳部發冷、坐骨神經痛、腳無力、膝蓋髕骨酸痛麻、髖部屈曲與內旋障礙、膝伸展痛、類風濕性關節炎、髂骨外翻

L4 腰椎第四對神經

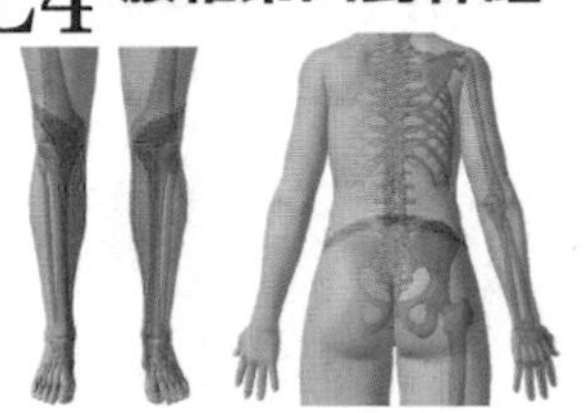
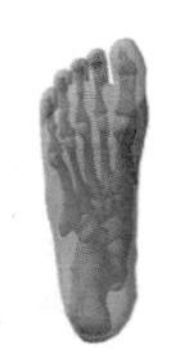

- 不孕症、月經失調、子宮發炎
- 攝護腺炎、膀胱炎、排尿困難、頻尿、腰痛
- 腹瀉、心痛
- 坐骨神經痛、髖部屈曲與內旋障礙、髂骨內旋、膝蓋髕骨酸痛麻、膝伸展痛、小腿內側酸痛麻、小腿肌肉萎縮、類風濕性關節炎、踝部背向彎曲酸痛、踝內翻、空凹足、拖地而行、跨閾步式、滑液囊炎、蹠筋膜炎

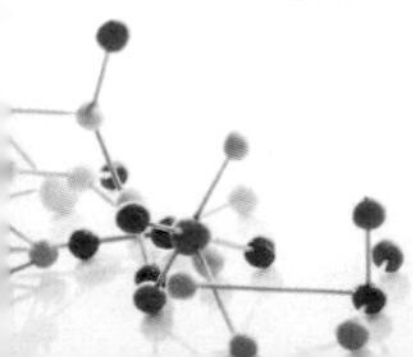

L5 腰椎第五對神經

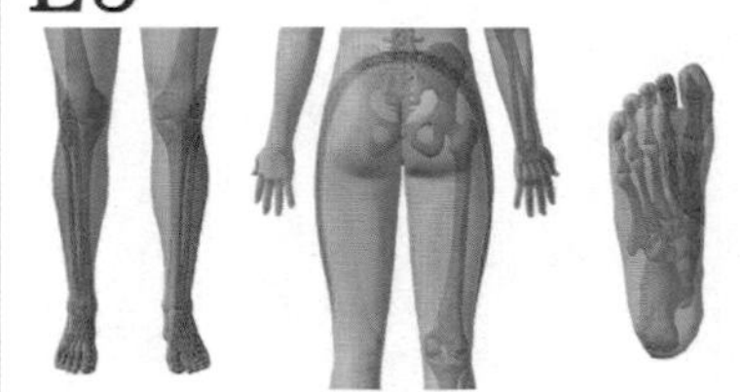

- 不孕症、子宮肌瘤、子宮病變、子宮頸前傾、子宮脹痛
- 膀胱炎、尿毒症、排尿少、尿酸、痛風、腰痛
- 便祕、痔瘡
- 心痛
- 坐骨神經痛、髂骨內旋、髖部屈曲與內旋障礙、類風濕性關節炎、膝蓋彎曲痛、小腿前側外緣痛、小腿後側至足踝酸痛麻、足踝腫痛、腳底痛、腳痛(拇趾、食趾)、腳發冷、踝部背向彎曲障礙、踝外翻、扁平足、垂足拖地而行

S1 薦椎第一對神經

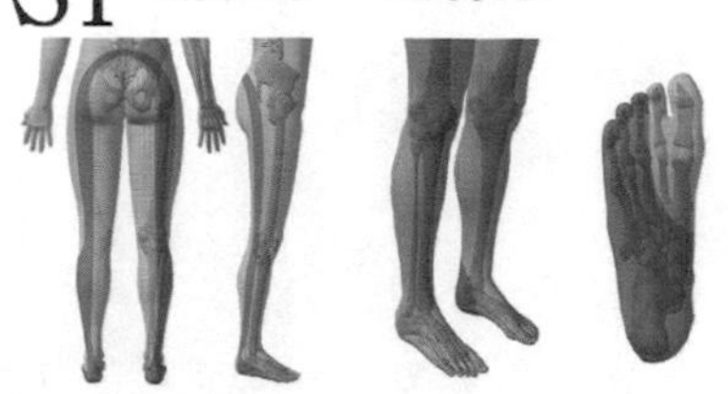

- 不孕症、子宮脹痛
- 攝護腺炎、膀胱炎、性病、性無能
- 臀部痛、陰部表皮痛麻
- 大腸炎、便祕
- 頸椎彎曲症、薦髂關節病變、髖關節病變、坐骨神經痛、類風濕性關節炎、膝蓋彎曲痛、垂足拖地而行、扁平足、踝外翻、踝部蹠曲酸痛、長短腳、腳底痛

S2 薦椎第二對神經

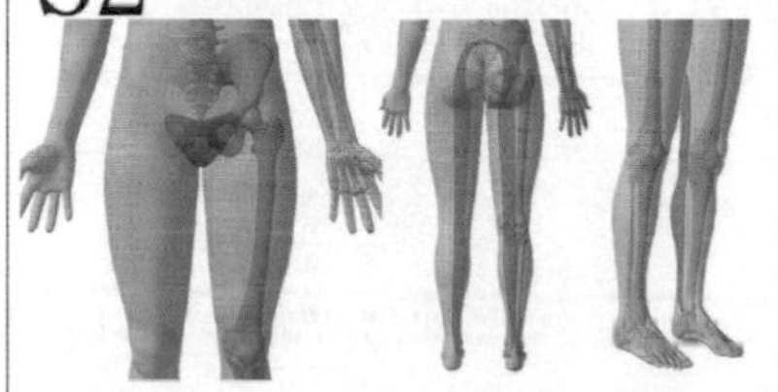

- 胰臟炎、糖尿病、攝護腺炎、睪丸吊高症、性病、性功能障礙、陰道分泌物多、臀部痛、陰部表皮麻痛
- 大便失禁、尿失禁、膀胱炎、排尿（便）困難、解尿無力
- 橫結腸炎、降結腸炎、便祕、疝氣
- 兩肩高低、胸椎彎曲症、薦髂關節病變、髖骨關節病變、坐骨神經痛、類風濕性關節炎、長短腳、大腿後側自臀摺至膕窩以下酸痛麻，腳後跟痛、腳末梢五趾麻、踝部曲酸痛、腳趾畸形、垂足拖地而行、扁平足

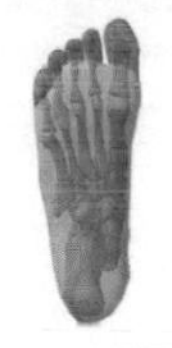

S3 薦椎第三對神經

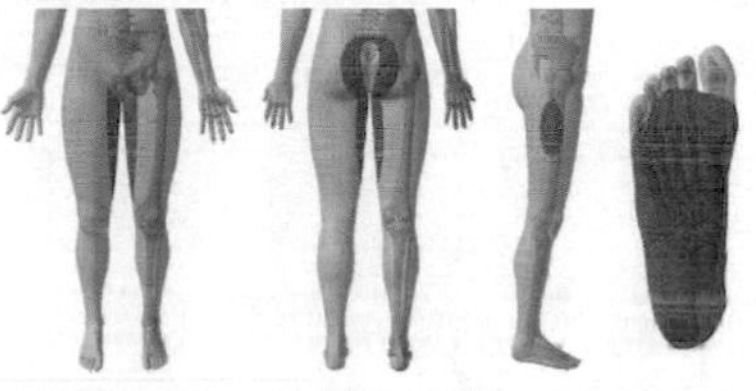

- 胰臟炎、糖尿病、攝護腺炎、膀胱炎、尿失禁、性病、性功能障礙
- 橫結腸炎、降結腸炎、便祕、疝氣、外痔
- 腦性麻痺、肌肉萎縮症
- 中胸椎彎曲症、薦髂關節病變、髖關節病變、坐骨神經痛、臀部痛、肛門周圍酸痛麻癢、大腿內側酸痛麻、大腿外側痛麻、膝蓋腫脹痛，長短腳、腳底腫脹(發燙、麻)、大象腿(下肢腫脹)、腳趾畸形

S3 薦椎第三對神經

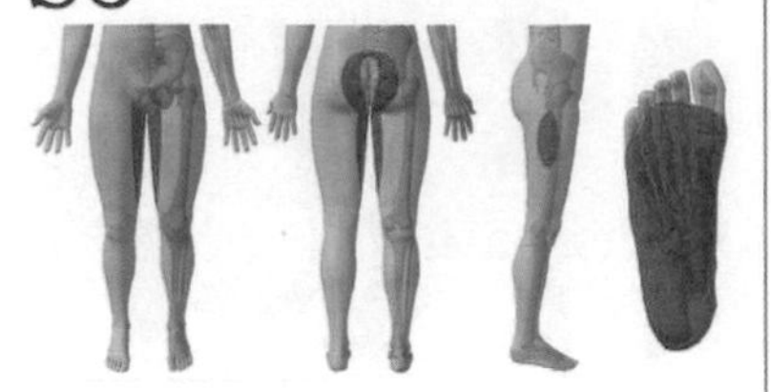

- 胰臟炎、糖尿病、攝護腺炎、膀胱炎、尿失禁、性病、性功能障礙
- 橫結腸炎、降結腸炎、便祕、疝氣、外痔
- 腦性麻痺、肌肉萎縮症
- 中胸椎彎曲症、薦骼關節病變、髖關節病變、坐骨神經痛、臀部痛、肛門周圍酸痛麻癢、大腿內側酸痛麻、大腿外側痛麻、膝蓋腫脹痛、長短腳、腳底腫脹(發燙、麻)、大象腿(下肢腫脹)、腳趾畸形

S4 薦椎第四對神經

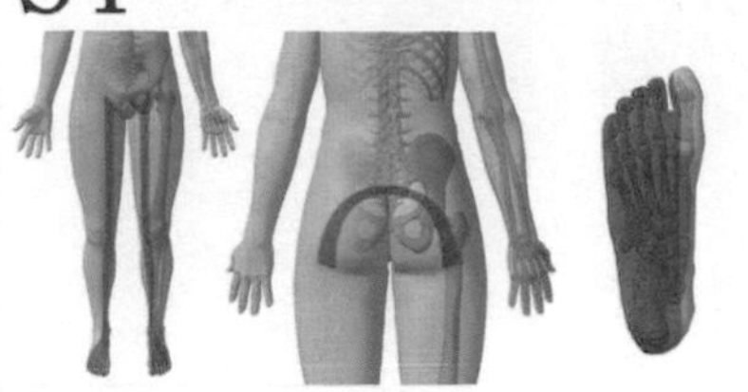

- 胰臟炎、糖尿病、攝護腺炎、膀胱炎、尿失禁、性病、性功能障礙
- 橫結腸炎、降結腸炎、便祕、疝氣、內痔
- 下胸椎彎曲症、臀部痛、肛門周圍酸痛麻、大(小)腿前側偏內酸痛麻、膝蓋退化性關節炎、長短腳、剪刀腳、垂足拖地而行、腳背酸痛麻、跟腱滑液囊炎、腳趾畸形

S5 薦椎第五對神經

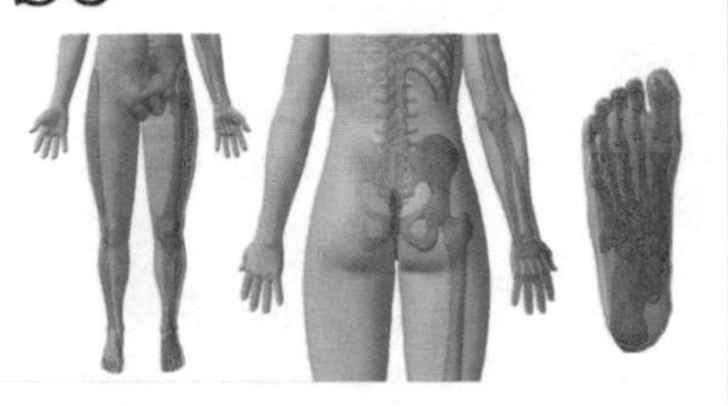

- 攝護腺炎、膀胱炎、性病
- 大腸炎、疝氣、內痔
- 腰椎彎曲症、薦骼關節病變、髖骨關節病變、臀部痛、肛門周圍酸痛麻、括約肌失去張力、大(小)腿前側偏外酸痛麻、膝蓋退化性關節炎、長短腳、垂足拖地而行、腳背酸痛麻、走路無力、走路小碎步、痛風、跟腱滑液囊炎

C0 尾椎神經

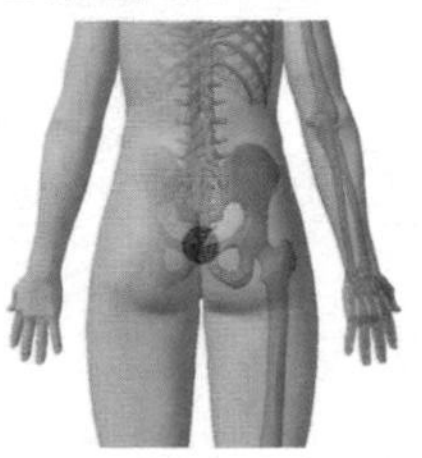

- 發燒、乳糖不耐症、脊椎側彎(S型)、全身痠痛(含怕痛)、直腸炎、肛門炎、肛門搔癢症、外痔、脫腸、脫肛、尾骨痛

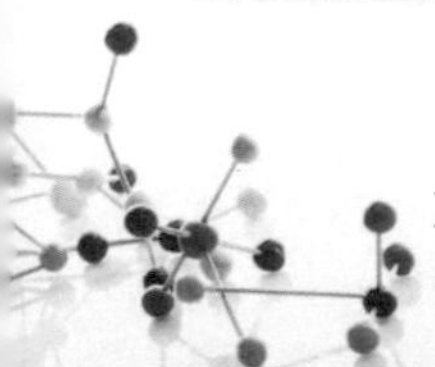

顱薦力學圖

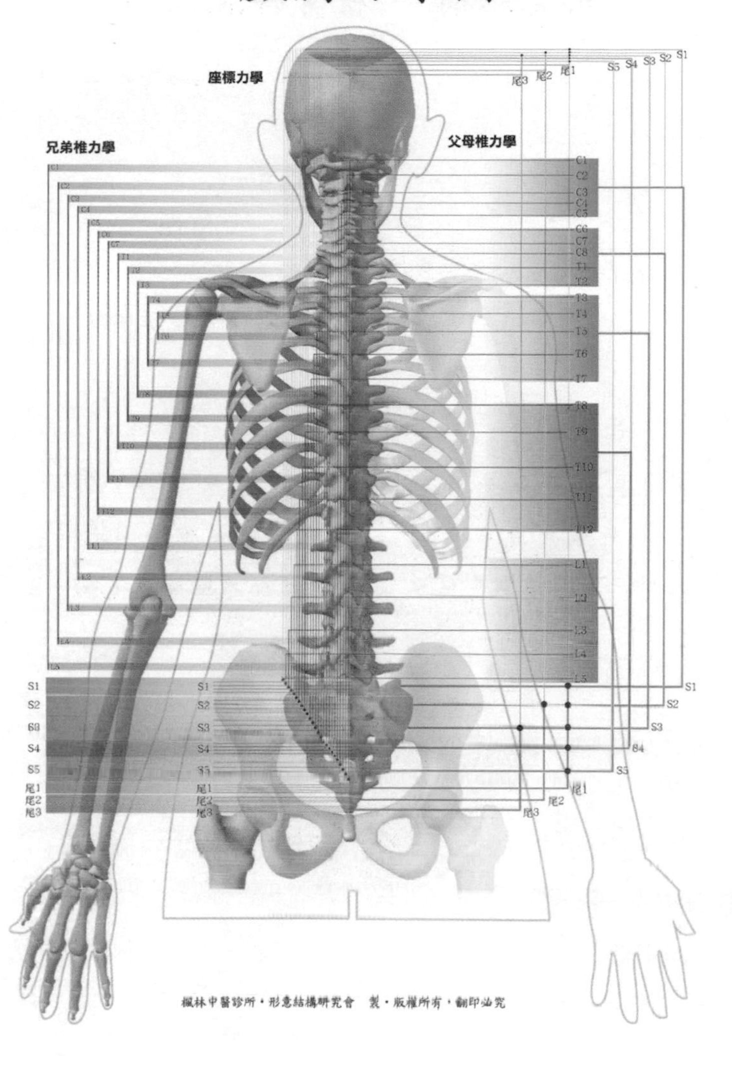
座標力學
兄弟椎力學
父母椎力學
C1 C2 C3 C4 C5 C6 C7 C8
T1 T2 T3 T4 T5 T6 T7 T8 T9 T10 T11 T12
L1 L2 L3 L4 L5
S1 S2 S3 S4 S5
尾1 尾2 尾3
楓林中醫診所・形意結構研究會　製・版權所有，翻印必究

形意結構 － 枕骨神經區

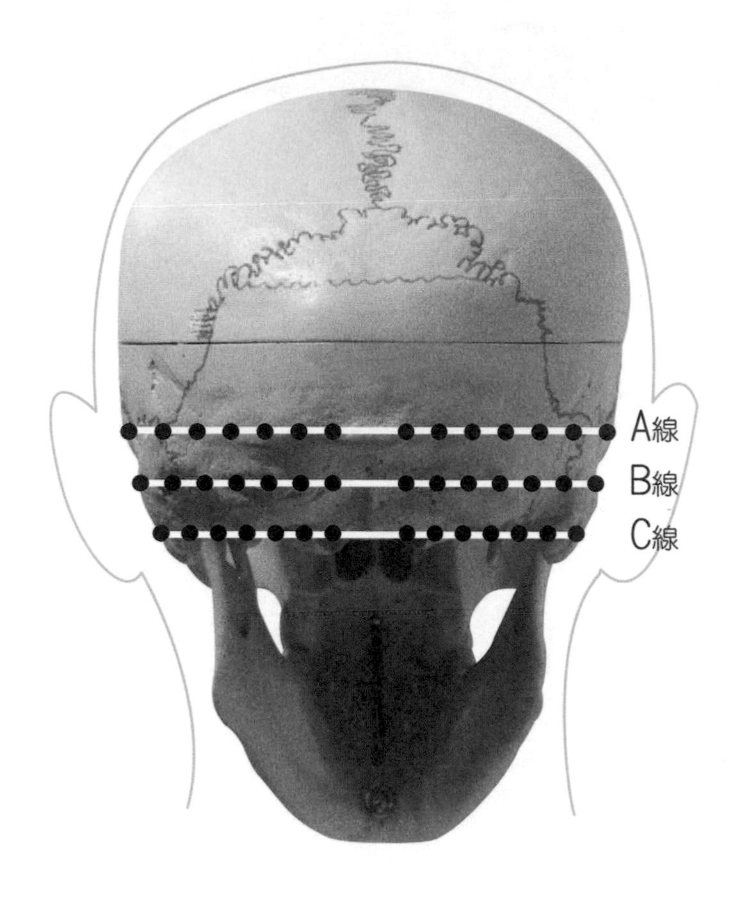

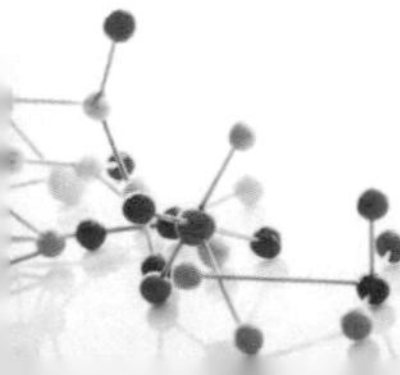

形意結構 – 冠狀縫操作區

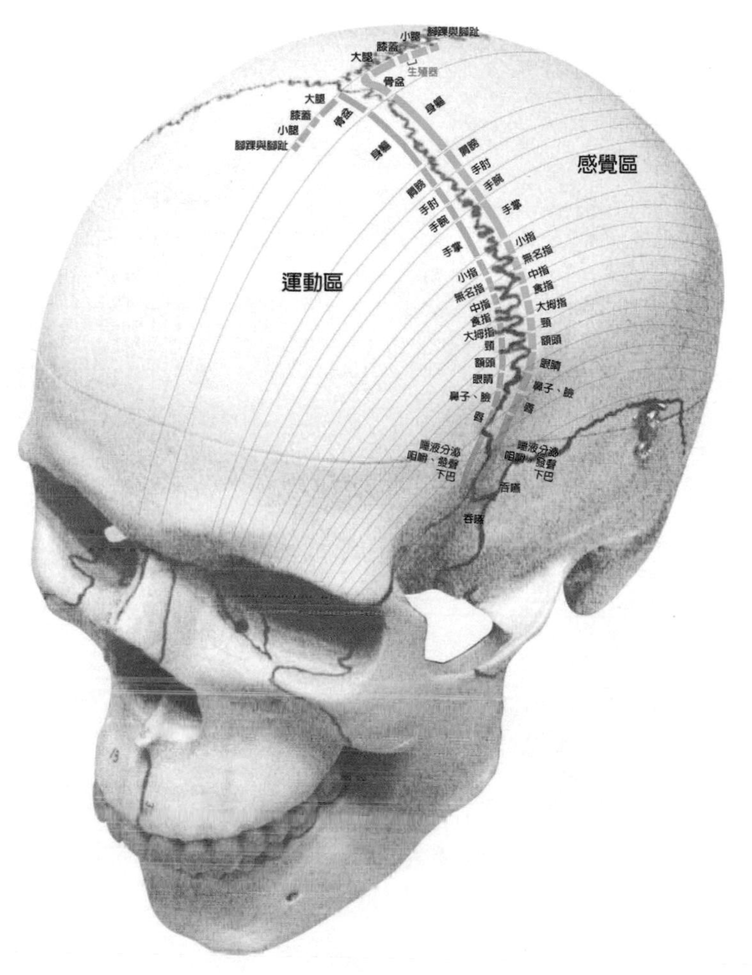

腳踝與腳趾
小腿
膝蓋
大腿
生殖器
骨盆
身軀
大腿
膝蓋
小腿
腳踝與腳趾
骨盆
身軀
肩膀
手肘
手腕
手掌
感覺區
肩膀
手肘
手腕
手掌
運動區
小指
無名指
中指
食指
大拇指
頸
額頭
眼睛
鼻子、臉
唇
小指
無名指
中指
食指
大拇指
頸
額頭
眼睛
鼻子、臉
唇
唾液分泌
咀嚼、發聲
下巴
唾液分泌
咀嚼、發聲
下巴
吞嚥
吞嚥

形意結構 - 頂骨反射區

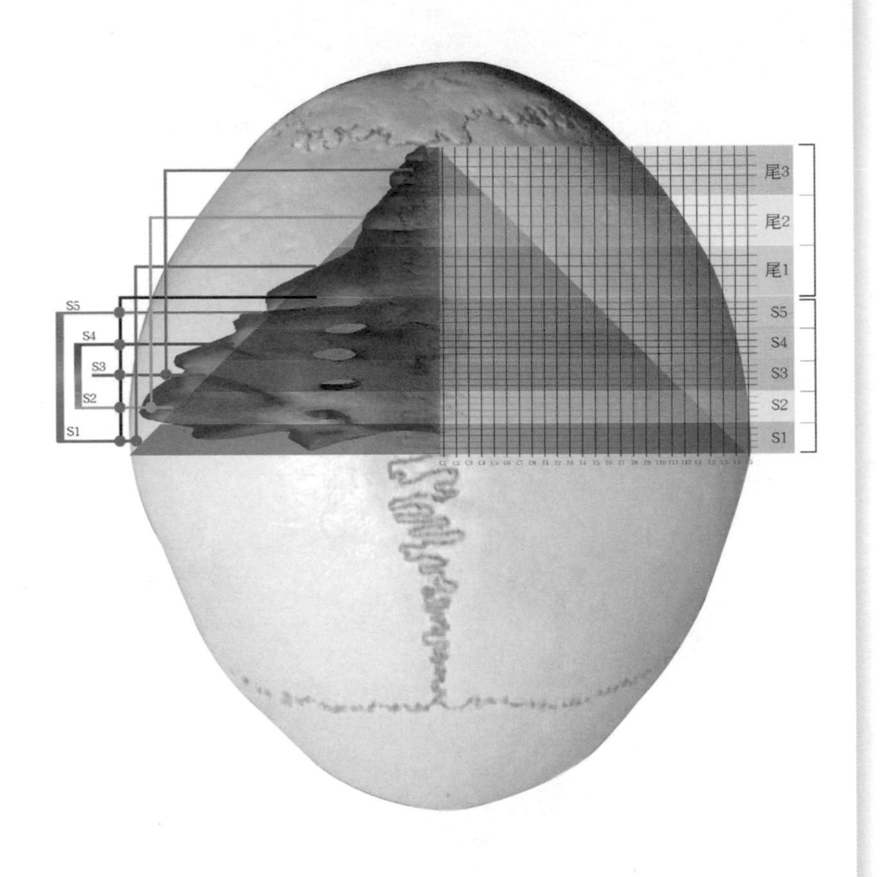

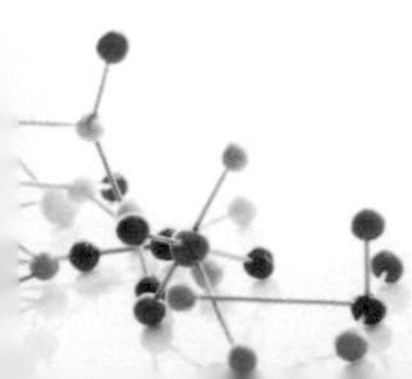

5－2　與經絡共舞
——進階

分子共振法中，分子載體的種類幾乎不受任何療法的限制，它可以融入各派療法，也可以獨立出來，以經絡按摩爲例，我們也可以將人體分子轉錄到經絡圖譜上或刻滿經絡路徑的銅人身上。

一般時下所提的經絡按摩是以指壓的方式，按壓穴道，這和中醫的針灸，針刺穴位的原理是一樣的。而分子共振中經絡共振的方法和分子轉錄的方法皆相同，工具可使用木槌、手和布，也就是敲擊法和劃骨法可以同時使用。

經絡按摩的操作者如果要使用分子共振，只需將原先須在人體上指壓的穴位改成在經絡圖譜上敲擊即可。當然也可以嘗試以我所提出的經絡共振法來操作病人。

首先我們先瞭解一下經絡學的原理。中醫經絡學中認爲：人體的穴位與臟器是由經絡連通的，人體在健康的狀態下，各臟器的功能都保持著穩定狀態，經絡和穴位也都處於平靜狀態；當臟器發生病變時，經絡會被刺激，同時穴位也在經絡的牽動下處於緊張狀態。於是中醫應用針刺和灸灼的方法來刺激反應病情的穴位，疏通病患經脈，調節體內的氣血供應，使臟腑功能趨於調和，以達到防治疾病的目的。

中醫針灸的派別頗多，有的一次取穴2～3針，有的十幾二十針，我曾聽一位朋友說，他曾經一次被扎50餘針，而且持續了半年。對於怕針的人而言，我想這該是夢魘吧！在結構手療中也有經絡手療的部分，不過不是按壓穴位，而是疏理經絡。

我打個比方，經絡是四通八達的電纜線，穴位是不同的住家，如果由A宅撥電話到D宅，而電話不通的話，那麼如果A宅電話正常，D宅話機也正常，你認爲是哪裡出問題了？有可能是A、D之間的管路出了狀況。再打一個比方，水流要通過孔距大的紗網容易呢？還是孔距小的紗網容易？當然是前者。當人體的肌肉處於僵硬痙攣狀態時，血管是會被擠壓而影響血流的，同理，神經不會嗎？經絡不會嗎？當人體骨架歪斜時，歪斜側的神經會被擠壓，對側的神經則會產生剝離現像，經絡能不受池魚之殃嗎？

西方的神經路線和東方的經絡路徑雖然有些許差異，但共通點不少，針刺和按壓的位置皆在神經叢的位置，不過有一點似乎是經絡治療忽略的區塊，那就是當人體結構改變時，經絡和穴位都會出現偏移的情形。我有一位朋友，因爲頭經常轉向右側，結果不但頸椎錯位，連右側頸動脈也出現偏移，她的CT片看得清清楚楚，所以她經常頭痛、頭暈，遇到這種情形，就必須先將結構體回正，否則針刺和按壓的點都會是偏離的，這就是爲什麼有些病人經過數年治療病情未見好轉的原因之一了。

結構經絡手療是將所有可能影響經絡正常傳導的障礙排除，

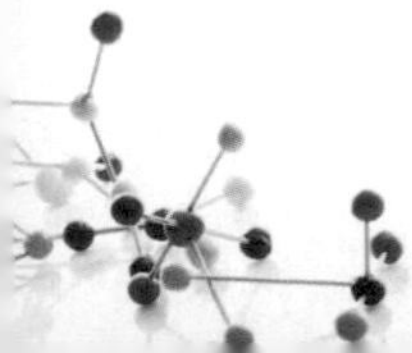

所以是將經絡所經之處的問題肌肉疏理，障礙關節點打開，操作者不須熟記穴名，但一定要熟記路線。轉換成分子共振就更容易了。因爲是將人體分子轉錄到經絡圖譜上，所以，直接以木槌敲擊圖譜上的經絡即可。敲擊的走向可依照穴位歌的順序，你可以直接敲在穴位上，也可以敲在經絡上，反覆操作，直到病情好轉。

至於十二條經絡究竟該敲哪一條？這也不用緊張，對經絡治病有研究的可以自行依專業取穴，沒研究的就看疼痛的位置有哪些經絡通過，直接敲擊通過的經絡即可。根據我的經驗，整條敲會比局部疼痛點敲來的有效度。這也是可以解釋的，我在本書中有些時候會提到「結構力學點」，其實多數複雜的症狀都會運用到結構力學點，這些點是我在研究「網狀力學」時提出的，曾經研習過網狀力學的人大抵可明瞭這些點的運用，只要是從事手療的專業人員，都非常清楚原始痛點和轉移痛之間的關聯性，有些屬同一皮節或相鄰皮節；有些屬同一肌群或拮抗肌群，有些來自全息胚的理論，有些來自反射區理論，但是不管來自哪一個範圍或哪一種理論，人體同時出現2至3個痛點，不可能沒有相關聯，用蝴蝶效應來解釋最恰當不過了。

如果說操作原始痛點，轉移痛就會舒緩，這是可能的，但是如果原始病點不會痛呢？我遇到許多病人是原始病點不會痛的。就因爲原始病點不會痛，所以在找到我之前，他們的病拖了很久。因此，我建議你整條敲，並不是擔心有漏網之魚，你可以思考一下，高速公路全線暢通，駕駛會比較輕鬆，如果走走停停或在某處塞車，駕駛就會比較累，道理是一樣的。

一般家庭成員如果沒有從事手療或醫療業方面的人，家中不太可能有人體模具，解剖圖譜或經絡穴位銅人像，如果可以從網頁下載十二經絡圖並將它影印放大，妥善收好，可備不時之需。

在這章的案例，是我親身的體驗。

※本書所附的經絡圖是中華形意結構推拿研究會發起人顏榮輝中醫師指導學生繪製的，可供大家使用。

【案例一】

我的左腳腳踝扭傷後出現無法步行的情形，一般而言，我會立即平躺10分鐘，而後視恢復情形做壁虎功自救。不過當時我想自己也體驗一下經絡共振的效果，所以，我直接以木槌敲經絡圖，我最初疼痛的部位在腳踝後側，後來是整隻腳無力走路，因此，我選用經過下肢後側的膀胱經和腎經。（參閱2－5分子載體之經絡穴位圖）

我是依照經穴歌的順序共振，這兩條經絡各敲完一次後，我的腳就得到舒緩了。

【案例二】

這是一次非常不好的經驗，我的右耳不時發出「ㄉㄨㄛ」「ㄉㄨㄛ」「ㄉㄨㄛ」的聲響，整個晚上下來已把我弄得非常神

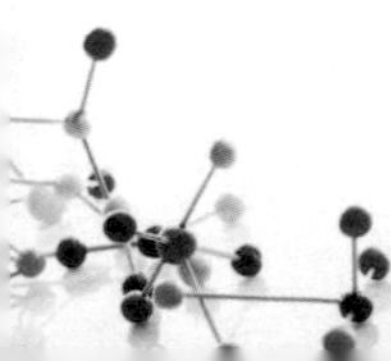

經質，深夜很累想睡了，它還在那「ㄉㄨㄛ」「ㄉㄨㄛ」「ㄉㄨㄛ」響個不停。

我嘗試做壁虎功，哈欠功自救，居然沒好，這對我的打擊很大，後來我順口問顏醫師，哪條經絡通過耳朵？他回說：「膽經」，於是我就敲擊膽經，結果耳鳴舒緩。（參閱2－5分子載體之經絡穴位圖）

5－3 與細胞共舞
——高階

5－3－1 回到最初始的原點治療病痛

生命的結構由簡到繁分成若干層級，依次是原子、簡單分子、長鏈分子、分子結構物或細胞、再上去是組織、器官、系統、個體、以及由個體組成的群集。

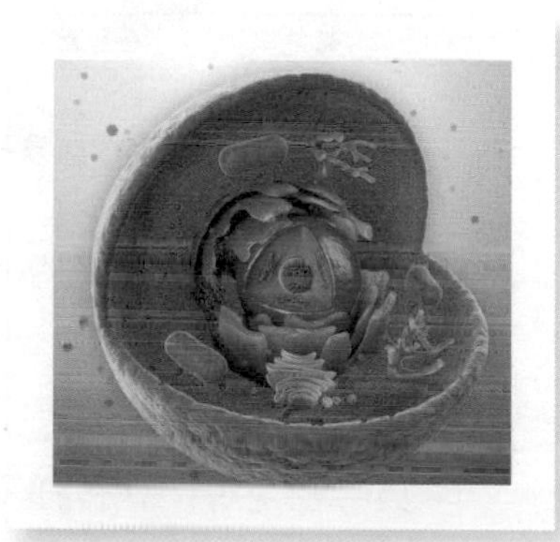

細胞的組成：包含內質網、核醣體、高基氏體、粒線體、溶小體、過氧化氫酶體、中心體……。（參閱《人體解剖學》，頁53，圖3.3）

維持生命運作的核心主角是兩種長鏈分子：一種專門攜帶訊息，生命的訊息是以DNA語言寫成的，

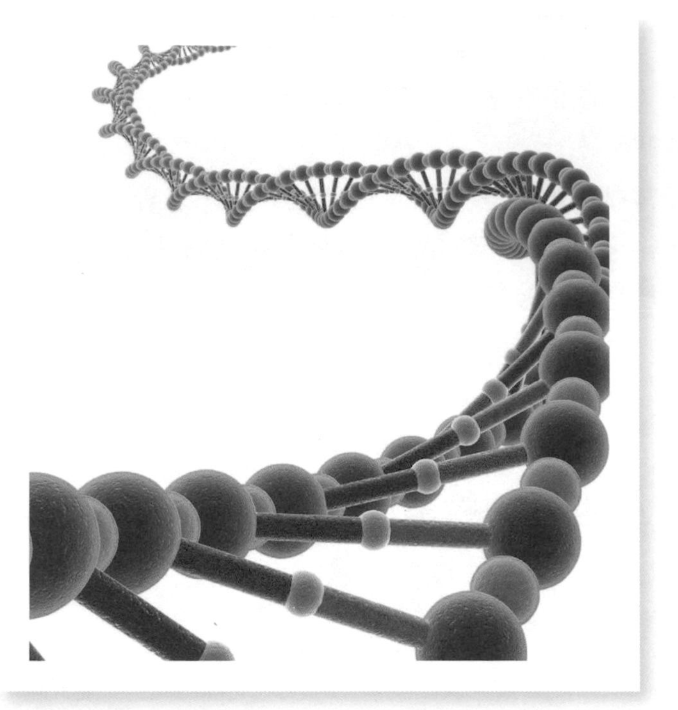

DNA雙螺旋分子——它們存在於細胞內。

並妥善保存在每個細胞內。這些訊息蘊藏著讓生命機器運轉的密碼。

另一種是專門執行任務的蛋白質，它們接收化學指令，除了在細胞內執行各式各樣功能，還要不斷建造構成細胞的蛋白質。

因此，若說細胞內每秒約有數千種生化反應發生，一點也不爲過。細胞內的分子以極驚人的速度，在百萬分之一秒的百萬分之一瞬間內，彼此相互碰撞，它們碰撞的目的只有一個：要讓生

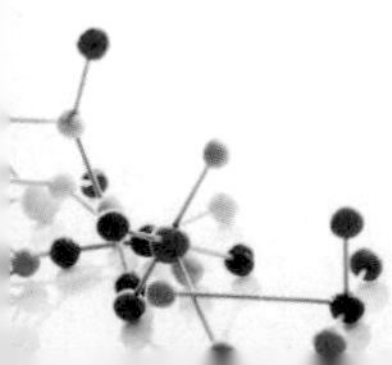

命順暢的動起來。爲了達成這個任務，細胞要能夠調節化學反應的速率，儘量排除廢物，提升反應效率，並確保環環相扣的反應過程能和諧運作，以促進全身的健康。

好在，分子具有不斷修復和再造的特質，可以因應人體和環境交互作用下所產生的複雜變化。可是，萬一分子失去自我修正的能力時，生命的迴路就會發生錯誤的訊息，血液的循環、心臟的跳動、神經系統的感應、各種內分泌腺的調節、免疫系統的正常運作……等，都會失去控制。面對這種失控的場面，醫學界奮戰了數千年，一直到了20世紀的100年間，才獲得空前的發展。

1900年，奧地利生理學家卡爾·蘭德施泰納發現了人類血液的A、B、O血型系統，揭開了輸血史上全新的一頁；1982年，英國微生物學家弗萊明在一次偶然中發現了青黴素，從此肺結核、白喉、梅毒和破傷風等疾病，不再是不治之症；1936年，蘇聯醫學家首先進行了腎臟移植手術；1953年，美國遺傳學家沃森和英國克里克發現了人類遺傳物質DNA的雙螺旋立體結構；1964年，心臟移植手術成功；1978年，英國誕生了「試管嬰兒」；1979年，「白色血液」（人造血）開始臨床應用；20世紀70年代，CT和MRI相繼問世；90年代末「克隆」技術取得突破；2000年，人類基因草圖繪製完成，人類對自身的瞭解與操縱能力，從此產生革命性的飛躍。（註：克隆（英，Clone，音譯），又稱「生物複製」、「個體複製」。）

我從一本關於近代醫學史的介紹專書中看到以上的時間表，

觀看近100年來人類和自己、和疾病、和外在環境奮鬥的歷程，人類所研發的武器，不論是防衛機制、或是攻擊機制，都是幾百幾千年前的先人所無法想像的。如果將場景倒轉，這些科學家，研究人員都難逃被冠上妖言惑眾的罪名而被推上斷頭台。我在這個世代提出分子共振醫學，要拜先人耕耘了量子學說，否則，這種看不見的力量，即使要向醫界解說都很困難了，何況是對原子理論一知半解的廣大群眾。尤其是我現在要敘說的原始點治療——細胞圖譜共振，以及組成細胞的分子圖譜共振，它們的衝擊不會亞於克隆事件。我一樣以詳述過程的方式，來向大家介紹這股看不見卻存在的力量。

5－3－2 【案例一】

糖尿病患者，持續十幾年運動後抽筋：

這位糖尿病患者，約60歲男性。於4天前在室外溫度38℃的高溫下打高爾夫球，打到第7洞時，喝了一杯啤酒＋番茄＋冰的飲料後，第8洞時就因嚴重抽筋而停止了。四天後他來找我，因爲左側頸部至枕部疼痛和左小腿抽筋後的酸痛依然持續著。他每次打完高爾夫球都會抽筋，這已屬病態肌肉了，不過這次才打到第7洞，所以屬特殊情況。

我將他的分子轉錄到胰臟的蘭氏小島和腺泡細胞的圖譜上共振，原本酸痛的左後小腿逐漸舒緩。接著我教他利用細胞圖譜和臟器圖譜爲自己操作，大概共振了10分鐘，脖子和腳都恢復正常

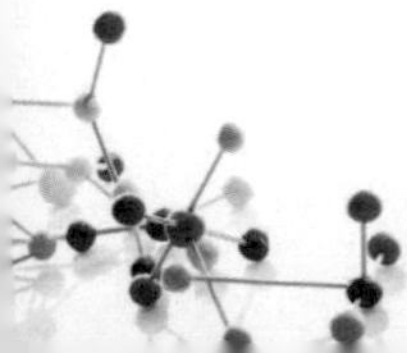

了。他對於可以利用細胞和器官圖譜，由自己共振舒緩自己的疾病感到既興奮又好奇。

我希望大家仔細閱讀以下過程和原理，因爲這個原理可以運用在無數種你叫得出病名的疾病和症狀的舒緩。

患者的抽筋和糖尿病有絕對的關係。因此胰臟是一定要處理的器官。胰臟位於胃和腹膜壁層的後方，與小腸緊密相連，其頭部位於十二指腸C型彎曲處，而尾部則和脾臟接觸。胰臟含有兩種分泌性組織，一種是經由導管作爲分泌消化液的外分泌腺，另一種是釋放荷爾蒙的內分泌腺。

胰的內分泌部分含有許多和血管密切相關的成團細胞，稱爲蘭氏小管（islets of Langerhans），其中包括三種不同型態的激素分泌細胞——阿爾法細胞（α細胞）分泌升糖激素（glucagon），貝他細胞（β細胞）分泌胰島素（insulin），的爾塔細胞（δ細胞）分泌體制素（somatostatin）；這三種激素都參與血糖濃度的調節。

胰的外分泌功能方面，產生胰液的細胞稱爲胰腺泡細胞（pancreatic acinar cells），它是胰臟的主要組成細胞。他們的內分泌物稱爲胰液，由細管匯集成較大的胰管（pancreatic duct）穿過整個胰臟，最後和十二指腸相接。

大多數人熟悉胰臟的內分泌作用，所以一提到糖尿病，就會立即聯想到那是因爲胰島素分泌不足或不分泌導致血糖升高的疾病，多數人不會留意到胰臟的外分泌作用，胰液的主要工作之一是分解脂肪、蛋白質、碳水化合物，而碳水化合物和糖是人體主要熱能的來源，有熱能才會產生動能；肌肉的主要組成分子是蛋白質，肌肉在作用時需要體內不斷提供動能，如果胰液分泌出現問題，肌肉會缺乏營養，長期下來，肌肉將無法應付長時間或劇烈的運動。

以患者的情形來說有幾點要注意的：

1.他十幾年來，一直靠著藥物控制病情，血液和肌肉的材質不佳，本來就無法應付長時間運動，是導致抽筋的主要原因。

2.打高爾夫球雖然不算激烈，但是高溫下流汗大，血液變得比較濃稠，再加上患者骨盆高低位差大，而且有貓形駝背，會影響呼吸品質，血液和肌肉中的氧氣不足，無法充分參與乳酸的代謝，於是非常容易抽筋，而且抽筋不易恢復，這已不是單純的肌肉疲勞或神經壓迫的問題了。

3.患者當天喝的飲料，才是讓他迅速惡化的主因，這和胰臟的外分泌功能有關。飲料誘發劇烈抽筋的機制是：

（1）冰啤酒因酒溫過低，使患者腸胃道的溫度急速下降，血流量減少，四肢血液會立即流向腸胃道，造成四肢供血量不足。

（2）酒精除了會刺激腎臟，加速代謝和排尿，使水分流失，當其溶於血液後，會使血液黏稠度增加，迫使血管裡的血液必須從血管外組織吸收水分，使體內水分

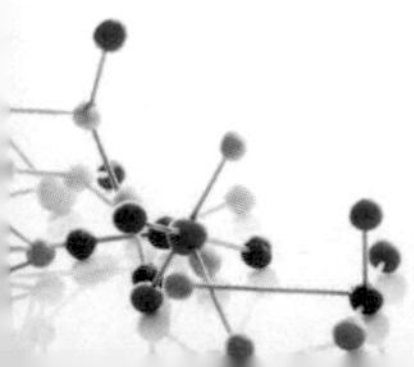

的調節失衡。

（3）運動後，血液中乳酸大量堆積，啤酒是酸性食物，會增加血液的酸度，造成肌肉疲勞，不易恢復。

（4）啤酒＋番茄＋冰，不是單純水飲料，身體必須分泌消化液將其消化，低溫使十二指腸腔內高壓，導致十二指腸液反流入胰管。

（5）酒精刺激胃竇部G細胞分泌胃泌素，使胃酸分泌增加，十二指腸內PH值下降，使胰液分泌旺盛；而酒精也會刺激胰液內蛋白質含量增加，形成蛋白「栓子」阻塞胰管，同時，酒精還會刺激十二指腸黏膜使乳頭發生水腫，妨礙胰液排出，因此，同時發生「阻塞——分泌旺盛」兩種情形。

（6）番茄在體內是個極大變數，番茄是大寒物質，而且是高鉀物質，糖尿病患者，也擔心體內血鉀過高的問題，而且當大量流汗後，鈉會排出體外，如果此時大量補充鉀，會導致鉀鈉不平衡。再者，過寒的食物會造成肌肉急遽收縮，如果患者體內鎂本來就不足時，情況會更明顯。患者幾乎不吃堅果類食物，可能在鎂的攝取上有些欠缺。

（7）患者只要血糖升高，頸部到枕部之間疼痛就會出現並且伴隨口乾情形，因此，不排除他有纖維化變性（cystic fibrosis）的問題。患者的糖尿病有家族史，母親糖尿病、兄弟間4人有3人患糖尿病。纖維化變性是遺傳上的失調情形，許多外分泌腺會分泌極黏稠的黏液而造成相關系統上的障礙。例如，這種黏液很容易就阻塞胰管，阻止胰液進入十二指腸，造成營養失調。另外，這種變性也常見於呼吸道，由於黏液腺分泌過多造成呼吸道內氣流通道慢性阻塞而閉鎖。

基於上列考量，我覺得按摩肌肉不是有效度的處置方法，因此，立即以分子共振操作胰臟和其細胞（由我指導，患者自己操作共振）。

共振的程序是：

（1）調節血糖濃度——共振島細胞。

（2）調節胰液的分泌——共振腺泡細胞。

（3）將可能被阻塞的胰管疏通，疏通的方式必須先在下游開闢水路，再從上游依水路慢慢疏導而下。其方法是——

a.先共振肝胰壺腹：胰液會經由此入十二指腸，膽管也是在此和胰管交會。

b.由胰臟尾部（依人體方向，左側；圖片方向，右側），循胰管共振至肝胰壺腹，肝胰括約肌。

c.如有口乾口苦時，也要共振總膽管。

最後，我讓患者躺下，以跨膝調骼方式調整患者右側高位的骨盆，讓神經、肌肉解除壓迫，所有症狀全部消失。接著，我將

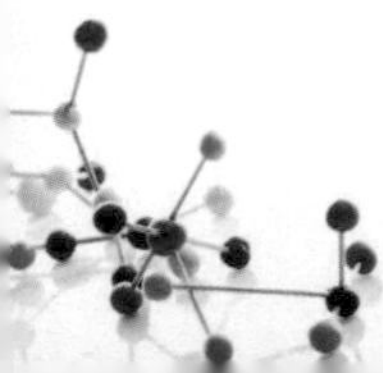

他的分子定位在圖譜上，請他每天自己操作，一星期後他回診時告訴我，他已經可以輕鬆打完全程了。

※共振圖請參閱《人體解剖學》，頁401，圖12.21。

閱讀過【案例一】後，大家應該發現到我非常重視病理的分析，也非常重視外在因素對疾病的影響，有許多時候，我們即使有潛在因子，但是只要不誘發，多半能相安無事，維持較好的生活品質。在病理研究方面，誠如我常說的，所謂的眞實，不過是暫時性的，也許日後，會出現革命性的理論推翻現在的病理，其實你也不難看出，我所提出的論點有部分和現在醫界的病理不相符。不過，我就是用我的論點治好病人的。如果你能接受第一個案例，那麼進入第二個案例會更容易許多了。

※ 西方醫學之父希波克拉底曾告誡人們，人生最重要的智慧是：「知道什麼能吃，什麼不能吃。」

5－3－3 【案例二】

男性、約65歲、高血壓、糖尿病、狹心症、粥狀動脈硬化、高血脂：

他來找我主要是因爲腳走路出了問題。他的問題持續了3、4年之久，期間走遍各大醫院，但他的左腳越來越不能走路，結果竟然走10分鐘就必須坐下來休息，等腳不酸麻，腰不酸痛才能再站起來繼續走。後來在醫院又重複做了檢查，醫生告訴他因爲膝蓋與小腿外側之間有血栓，這是造成他無法正常走路的原因。因此要他服藥治療，但是經過了半年，他的腳完全沒有起色，醫生告訴他，如果還不會好，就要用氣球擴張術。另外，還有一個問題，他起步的第一步踩地時右腳後跟會痛。

動脈粥狀硬化會侵犯的血管是全身性的，長期脂質堆積，形成斑塊，斑塊損傷或破裂導致血小板聚集，產生血栓阻塞血管。患者的情形應該是因爲高血壓、糖尿病、心臟病、高血脂、高膽固醇、吸菸、喝酒、年紀大引起的周邊動脈阻塞疾病。

我告訴他，操作他時他有風險，我也有風險，因爲他正在服用抗凝血的藥物，我不清楚目前血栓清除的情形如何，我在白板上畫一個血管內血栓被藥物逐漸溶解時有可能出現的意外狀況，血栓從血管壁剝落後在血管內流動，到肺會造成肺栓塞，到心臟會造成心肌梗塞，到腦便造成腦中風，具有極高的致命危險，即使如此，還要接受操作嗎？

他聽了我的分析，只是一味地問：「妳能幫助我嗎？」我還是同樣的答案：「你、我都有風險。」不過，我希望將風險降到最低，首先我向他要了藥袋，我要清楚他正在吃什麼藥、劑量多少，也要求他暫停滷肉飯。吸菸對他而言禁不了，至少酒少喝一點。最重要的是，不要擅自停藥，不要有其他療法介入，有任何身體上的問題，都先詢問過我和顏醫師。他表示願意配合我的建議。

我現在要以我的角度分析他的問題。

1. 他的糖尿病是家族性遺傳，他的高血壓，心臟病和糖尿病有關。他的粥狀動脈硬化和以上疾病有關。

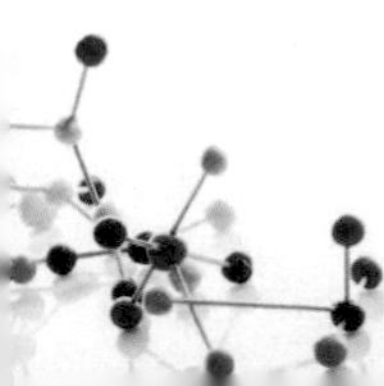

2.吸菸、喝酒、吃滷肉飯，許多人都有，卻不見得有周邊動脈阻塞疾病，為什麼他會是好發者？

原因：

（1）他的骨盆不正，左側髂骨和右側髂骨相差4公分。左側腰神經L3、4、5明顯受到擠壓。這也是他容易腰酸的原因。此外，L3、4、5還支配膝蓋和小腿肌肉的活動。

（2）當我碰觸他腰以下的肌肉時，他的肌肉會不自主地抽動，而病患本身絲毫沒感覺到肌肉抽動，這表示患者的神經是屬於過度亢奮狀態。

（3）患者的右手肩關節長期疼痛，無法用右手攀左肩。這和骨盆不正，胸廓不正，胸骨骨折有關。

（4）患者的工作必須長時間坐著由電腦裡修圖，因為右手功能不佳所以會牽就右手產生代償姿勢，但是患者不會警覺這種代償姿勢會讓他原本傾斜的骨盆惡化，惡化的骨盆又讓胸廓更偏離正位，肩關節持續處於高壓狀態，骨折的胸骨因為已經固定，所以又再增加結構上不易調整的難度。

（5）長期長時間坐著工作，膝蓋的血液循環本來就會較差，不過，很多白領階級都坐著長時間工作，為什麼沒有患周邊動脈阻塞疾病。因為他有前述的疾病，外加有年紀，不過有許多人也和上述條件相符，為什麼沒患病？因為他的脛骨外轉，腓骨也跟著外轉。你試著將水管扭轉一下，水流可以通過，但是會受到影響，濃稠的血液自然堵在這附近。據我推斷，脛骨極度外轉，和他年輕時因工作關係經常搬重物有關。

（6）他的疾病、飲食習慣，會造成血液濃稠度增加，醫師的處方可以減少血液濃稠度，我覺得藥是有效的，但是為什麼患者的腳始終沒有好轉？因為堵塞障礙沒有移除，血液和肌肉的含氧量不足，胸骨和劍突骨折處壓迫橫膈，影響下行血流，因為已經許多年了，患者身體適應了，但是卻造成肌肉長期營養不良，神經支配的磅數就必須增加，形成另一種能量的耗損。

（7）患者沒有正常的腰彎。走路時踩地的力道會增大，這是導致腰酸痛的原因之一。

※針對上列的分析，我告訴他，先改善手，手較舒服，腳就好得快了。於是我將治療的時間切割成三個部分，就是1.肩關節2.全身結構調整3.分子共振。

肩關節和全身結構調整所使用到的徒手操作，屬於結構調整、肌肉力學等的運用並非本書的重點，因此手法不在此說明，至於使用到分子共振的部分，在肩關節方面，是以人體骨架模型操作旋轉套，並以覆巾方式共振濶背肌和胸廓。而患者每天在家都必須做跨膝調髂的動作調整骨盆。

經過幾次操作後，患者的右手漸漸搭上左肩，觸摸左肩胛

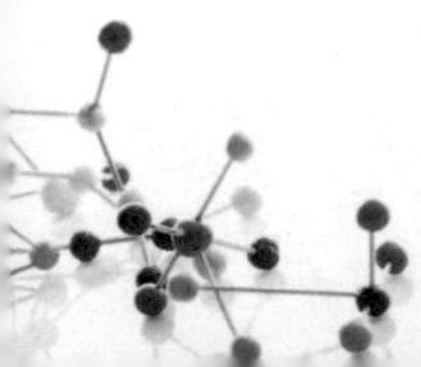

骨，後來終於恢復和左手一樣的活動度，我告訴他：「手一旦恢復，腳要正常走路的時間就近了。」一個星期後他回來複診時告訴我，他已經可以走半小時，不用坐椅子，只是走路時腳還會有酸麻的感覺。這種酸麻的感覺要去除，必須將外轉的脛、腓骨敲回來才行，我結合手療將股、脛、腓關節打開，用共振法將脛，腓骨內轉。爲了維持新調整後的結構，必須將胸鎖乳突肌、腰方肌、腰髂肌、內收肌群、縫匠肌、梨狀肌做出彈性，這些肌群皆是手療與分子共振互相搭配使用。

經過這些調整患者已經可以走較長時間的路，但是酸麻的感覺仍然存在，我選了一張動脈血管的切面圖，幫他做分子定位，讓他自己操作共振，3、4分鐘過後酸麻的感覺消失了，我接手繼續共振10分鐘左右，結束當天操作。一星期後他來找我時表示，已經明顯地又改善許多。我另外又準備了胰臟圖譜，教他依序共振蘭氏小島，腺泡細胞，肝胰壺腹，胰管，還有另一張肌肉圖譜，必須共振肌梭和高基氏肌腱器。和上星期一樣，我幫他做好分子定位，請他回家每天共振10～15分鐘。又過一星期，他來找我時帶來更好的消息，他已經可以爬杉林溪了，共爬了兩次，每次三個小時，雖然會累、會酸，但期間不需要坐下休息。

後來我從他的弟弟處得知，他平常出門都一定要帶一把活動椅，走一下，坐一下，這次是根本沒帶，我告訴他：「連走三個小時，平常少運動的人也會累，何況有三、四年沒好好走路了，可以畢業了，只要記得持續用腰枕，每天做跨膝調髂的動作保養就行了，至於醫師開的處方由醫師決定即可，不要擅自作主。」

我們在【案例一】已經介紹了為什麼要共振胰臟，而肌梭和高基氏肌腱器在肌肉系統裡，是一種牽張性接受器（Stretch receptors），是一種肌肉本體的接受器，它將肌肉的長度和張力有關的訊息提供給脊髓和腦。因為患者的身體結構已被調整，腳的機能也慢慢恢復，患者會開始讓患處做更多的工，而糖尿病患者的感覺神經傳導速度會較慢，或某些位置變得遲鈍，因為它們有負責上傳的任務，所以共振它們可以刺激大腦的頻率改變，以因應患者大量使用肌肉做工時，重新下達調整荷爾蒙，血液供給量，ATP等能量供給的磅數，如此，不但能延長肌肉做工的時間，還有助於肌肉功能性復原，減少抽筋的機會。

我總共用了四個月的時間，16次操作，第一個月每星期2次，第2個月之後每星期1次，其間他請假4次。至於右腳後跟痛，是因為過勞，左腳不能用，大多數的工要由右腳來做，我第一個月就讓右腳復原了，只要用分子共振薦椎側肌群，和小腿後側肌群，並加強共振阿基里斯腱就可以了。

※共振圖：

（1）《人體解剖學》，頁401，圖12.21（a）（b）（c）。

（2）《人體解剖學》，頁333，圖10.6（a）（b）。

（3）《人體解剖學》，頁467，圖14.24（a）。

工具：人體骨架模型、頭顱骨模型、阿基里斯腱以毛巾替代。

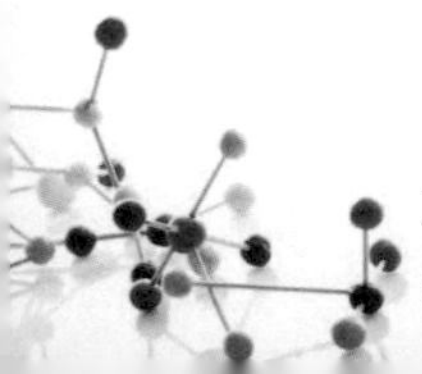

5－4　與動物共舞
——高階

5－4－1　和動物的模具共振

其實，當我們從分子的層次來了解生命時，會發現生物之間存在許多共通性，不論是微生物，或是動植物，都有許多相似的地方，因此，人和動物是可以共振的。只是我懷疑一隻狗或者一隻貓會乖乖地坐在那裡和你共振？但是，如果是牠們的模型、玩具或雕塑品就OK了。

有一次我的大兒子在蕙蓀林場射飛盤時，不愼踩到草堆裡的石頭扭傷腳踝，他的父親以氣功和反射區方法爲他操作後已有好轉，所以我們又走了一段路。回程我問他，如果受傷時腳的疼痛指數是10，那麼現在是多少？他說：「還有8。」

當時草坪上剛好有一隻鍬形蟲的木頭雕塑，我和小兒子輪流用腳輕踏鍬形蟲的腳，鍬形蟲的腳有節，我們踏的是最末端的一節，時間不長，只踏了5分鐘左右吧！

我們問他說：「腳的感覺呢？」

他回答說：「嗯！眞的有好一點，走路比較不會痛了，哇！好神奇！」

蕙蓀林場當時還有許多木頭雕塑，本想一個一個試，不過，快要下大雨了，而且我們會有破壞公物之嫌，所以作罷。

後來他的腳是回家後用小白的頭共振的，約共振20分鐘後，痛感只剩下一成，貼了藥布睡覺，隔日就舒緩了。

事後我也試過不同的症狀，期間發現：結構體越類似人體的效果越好。那是因爲人體的分子要轉錄到動物模型上時，需要較多的時間分配位置。就好像搬家一樣，從大樓搬到別墅，相同的傢俱也要調整幾次才能就定位。

再舉一個案例。有一個老先生，他的腳十幾年來每日抽筋，在各大醫院做過多項檢查，最後醫生的判斷是：因爲糖尿病數十年，血液、肌肉的材質不良而引起的抽筋。這似乎是告訴他：因爲你的糖尿病不會好，所以抽筋也就無解了。後來病人來找我，希望終止這十多年來的噩夢，他告訴我，他最近剛使用一種按摩工具按摩小腿，我建議他帶來，我將教他更好的使用方法。

一個星期後，他將器具帶來了，是一隻貓形按摩器，我請他趴在治療床上，但是他的腳背無法平貼床面，稍微輕壓小腿就疼痛異常。我利用他帶來的貓具共振，經過10分鐘後，他的腳背不但可以平貼床面，小腿也可以加壓了。此外，他的左手手腕自從一年前受傷骨折後，就一直無法使力，只要輕壓就會痛，我一樣是用貓具共振，大概10分鐘後，他的疼痛不但減輕，還可以出力做推牆壁的動作，這一年來連手腕背曲的動作都辦不到，現在已經OK了。

這種共振方法不僅適用人也適用動物。

如果家中飼養的寵物生病了，也可以幫牠共振，會好轉比較快喲！

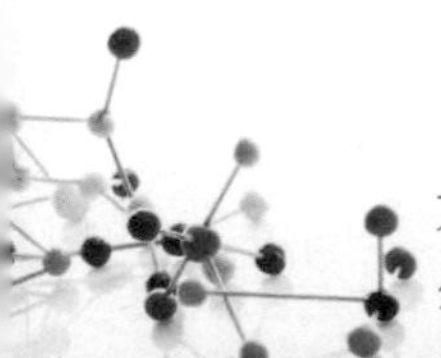

我在此要先預告5－4－2，為了避免對你造成「夏克」，我以較長的篇幅敘述桃莉羊事件和基因轉殖技術，透過對它們的瞭解，你才能走入我的世界。5－4－2在本書中屬高階層度，閱讀上可能有點困難，請耐心讀完它，你將擁有更寬廣的視野和對新科學的包容。

5－4－2 認識生物優質性轉錄

生物科技發展的趨勢，在可見的二十一世紀中，並沒有任何會緩慢下來的跡象。在過去半世紀重大的分子遺傳研究突破中，因複製羊桃莉的研究成功，帶動了一系列的複製工程，從老鼠、牛、猴的已成功個例，鼓舞科學家繼續朝向其他動物甚至人類複製工程的研究。暫且不討論複製這件事和人道議題的紛爭，分子共振醫學在某些層面的思想精神和生物遺傳工程會扯上關係，而且會糾結在一起。

我們先瞭解一下桃莉羊事件。桃莉是一隻溫和的芬多賽（Finn-Dorset）綿羊，在1996年由一隻6歲母羊的乳腺細胞培養複製而成。其過程是以在實驗室中培養的乳腺細胞與來自其他母羊的卵細胞進行細胞融合，形成新的胚胎，再將這新的胚胎移植到另一隻代理孕母的子宮中，使其發育成一隻小羊。桃莉雖然不是第一個複製出來的哺乳類動物，卻是首度由成年動物體內分離出來的體細胞複製成功的例子。桃莉事件顛覆了生物學中最根深蒂固的教條——哺乳類動物須由精子和卵子融合後才能發育出來。另一方面，對羊的壽命而言，六年已是大半輩子，因此，「基因體印記」現象可能使桃莉的健康產生問題，甚至不孕。事實上，桃莉三歲時體內的染色體末端的端粒（telomere）結構已經與年老的動物細胞中的端粒結構相同，然而，在桃莉身上卻看不到明顯老化的徵兆。

另外還有一隻羊「玻莉」，牠是在1997年桃莉誕生後一年問世的，牠不但是複製羊，還是「基因轉殖羊」。玻莉的細胞中被植入帶有凝血因子九（factor IX）的一段人類基因，因此玻莉的乳腺細胞可分泌出這個轉殖基因的基因產物，並將其分泌到乳汁中，使玻莉具有很高的醫療價值。凝血因子九在凝血過程中是一種非常重要的因子，人類如果缺乏這種蛋白質，會導致血友病。

如果說桃莉是生物複製工程的突破，玻莉就是遺傳工程的躍進。遺傳工程起源於1970年代早期，主要的內容就是將一個生物體的基因轉殖到其他的生物體身上。這項技術最神奇之處就在於轉殖進去的基因可以在接受基因的生物體內完美的表現其功能。傳統的育種無法克服物種間的生殖障礙，只能進行物種內的品種改良。也就是說，如果要進行羊的品種改良，所能做的就是將羊與其他品系的羊雜交；同樣的，稻米的品種改良，也必是經由與其他品系的稻米雜交來完成。現代的遺傳工程技術就不同了，假設依玻莉的成功經驗所得到的理論是：任何來源的基因都可以轉移到所有生物體中。不過，科學家要證實這個理論，仍有諸多限制，對於絕大部分的生物來說，其基因仍是未知的。人類具有功

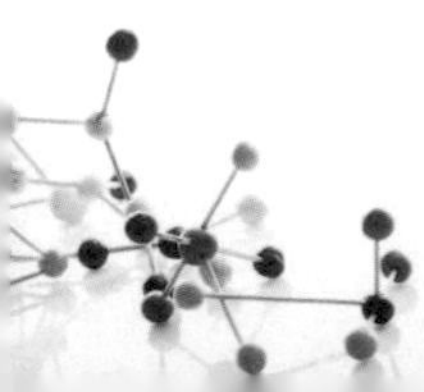

能的基因約有六萬至八萬個，目前只有數千個基因被研究出來。如果說，遺傳工程技術的開發之一，就是要發展出把一個基因轉移到另一個生物體中的能力，那麼技術已擁有了，最大的問題是，科學家還不完全知道有哪些基因可以轉殖。因此，基因體學（genomics）開始興起，這門科學的主要研究內容是：把生物體內所有基因都定位（map）出來，並且解讀這些基因個別的結構及其在生物體內所扮演的角色。

就科學家而言，如果遺傳工程只是要培育品種優良的羊，那麼傳統的有性生殖就是最好的方法。其實科學家有更「聖潔」的想法，那就是：有沒有什麼方法可以讓現況更好？遺傳疾病可以得到終結。如何避免人體基因和環境的交互作用下產生變異細胞？說得更清楚點，胰島素傳統的來源是從豬的胰臟純化，因爲豬的胰島素與人的胰島素比較相像；血液中的凝血因子及其他物質必須由捐血人捐出的血液來純化；提供人類醫療用的蛋白質，必須源自志願者的捐贈。如今，轉殖一個適切的基因到羊或其他可產生乳汁的動物的受精卵中，當基因轉殖動物長大成熟，就可以由這些動物的乳汁中萃取出基因的產物。

生物複製和基因遺傳工程還有很漫長的路要走，人道撻伐的聲浪也會一路伴隨著。如果，傳統的觀念，固有的科學定律束縛你時，你必須要有顚覆的勇氣，否則便無法再繼續走下去。我所研究的分子共振療法雖然無法複製而且基因轉殖一隻玻莉，但是我可以將其他生物的優質性轉錄在人體上，並且在共振後，讓人體得到該生物的優質性，它的特點是：1.不須等到下一代，也不須等轉殖基因的生物長大。2.透過複製、清除的機制，可不斷重複使用。3.可以隨時更換不適合的生物體，也可以綜合使用。4.不須從任一活體取出任何細胞基因。

我會敘述完整的轉錄過程，非常有趣。

第一例：視力狀況不佳的患者。

患者的右眼有非常嚴重的散光和近視，兩眼視差非常大，右眼裸視0.4，左眼1.2，而且兩眼還有嚴重的老花，近距離看書時右眼距離40cm，左眼30cm就模糊不清了。除此，夜間視力不佳，也是極大的困擾。

我從許多陸上、海裡的生物圖譜中挑選孟加拉鶚和黑猩猩爲主要分子載體。爲什麼要挑選它們？分子共振是不能隨便使用圖譜的。

最初在挑選生物圖譜時，我先設定該生物必須視力比人類好，空間變化的統合能力佳、反應敏捷、機警、能迅速對焦。因此，我挑選鷹類和貓科中的豹。隼的視力很好，可以從300公尺的高空搜尋到地面上的兔子，然後俯衝獵食。不過我在使用隼時效果不夠理想，後來又改用豹，情形也一樣，患者的反應是：「好像有好一點！」這不是我要的結果。我又轉往另一個方向思考，隼的視力雖然好，但是牠的眼睛是長在臉的兩側，如果你仔細觀察過鳥類在地面上覓食的動作，牠們的頭會不停地偏左偏右，那是一種對焦的動作，還有牠們的頭會前後伸縮，那是穩定

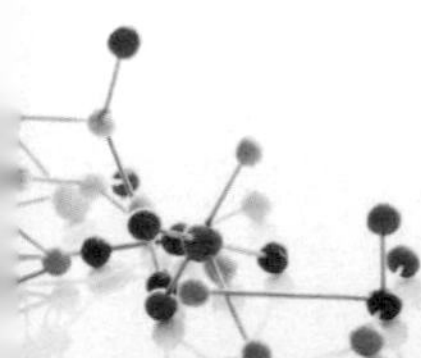

身體重心的動作。隼的視力雖然好，但對焦的速度會比人來的慢。至於豹，貓科的視力空間感雖好，但屬於直線視野，而且白天視力較差。我又試了貓頭鷹，夜晚視力不錯，而且雙眼在同一個面上，但是，效果不理想，因爲貓頭鷹白天視力不佳。後來，我找到孟加拉鴞，牠是一種漁鷹，不論白天或晚上都會獵食，算是全能選手，而且迅速敏捷，雙眼也在同一面，符合我的要求。測試的結果，患者視力得到改善。

不過，新的問題來了，患者的視力雖然進步但老花沒有起色。而且，好像有一點退步。我必須設想退步的原因之一是：患者在注視遠距離的視力表之後，立即回到近距離的書上，在調整焦距時的速度較慢所產生的模糊現象，因此，讓患者可以迅速對焦是要加強的重點。另外，在持續閱讀的過程中，讓患者保有良好視力，而且近距離不模糊，也是要加強的重點，從動物的特性中，能符合上述兩項的選手，我找到了黑猩猩。測試的結果，也符合我的期待。患者的右眼由40cm縮減爲35cm，左眼由30cm縮減爲26.5cm。而且遠距離看視力表，右眼由0.7又進步到0.8。

後來，我又選了一張正在俯衝準備獵食水中獵物的漁鷹，患者注視的視力表清晰度增加，線條更立體，那種視覺效果，就像近視眼患者戴上適合的眼鏡時，所看到的成像。這是因爲當漁鷹搜尋到獵物後，牠會根據獵物的所在位置反覆調整，修正，再調整，再修正，俯衝的瞬間，視力達到最高峰，焦聚也是最精確，而且身體的平衡度都處於最佳狀態下，大腦神經下達最後「正式行動」的指令，這時的分子活動最強，最有效度。

爲什麼老花可以用黑猩猩呢？在黑猩猩的社群裡，有一種表示友好的禮節，就是爲對方清理毛髮，抓身上的蟲子，在做這些動作時，牠們之間的距離相當近，如果，黑猩猩有老花，就沒辦法長時間近距離爲同伴抓蟲子了。這是我選牠的第一個原因。第二個原因是，黑猩猩生長在山林裡，牠們玩耍的方式常常是在樹與樹之間藉著藤蔓、樹枝盪來盪去，當牠由甲樹盪到乙樹再盪到丙樹，由樹上盪到樹下，再爬上樹，速度非常快，如果由眼球收集來的資訊到大腦統整後下達移動的指令之間有任何誤差或速度過慢，都可能讓猩猩撞到迎面而來的樹幹或拉空藤蔓掉下樹。因此，黑猩猩對立體空間的資訊轉換速度強過人類。第三個原因是黑猩猩不笨，經過訓練的黑猩猩心算速度甚至比大學生還快。和眼睛有關聯的視神經（II）、動眼神經（III）、滑車神經（IV）、三叉神經（V）、外旋神經（VI）都屬於腦神經，雖然對智商，記憶力的影響不若大腦皮質來的明顯，但還是要注意，畢竟我們雖擁有自己的身體，卻還不全然瞭解這個身體。

四天後，我們又做了一次測試，因爲患者的夜間視力不佳，所以我打算在夜晚測試貓頭鷹的效果如何，測試前，先請患者看視力表，患者可以清楚看到0.7、0.8也沒問題，表示上次共振後穩定度維持得不錯。接著我使用貓頭鷹共振，患者很快就能看到0.9，而且線條非常銳利清晰。不過，當要患者立即近距離看書時，又面臨遠近調焦距速度較慢的問題。我突然想使用其他的猴

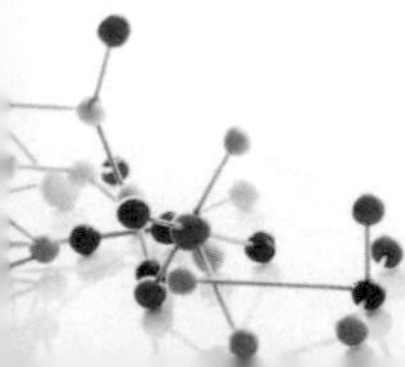

子試試，於是我隨手翻了一本圖書，封面剛好是一隻長臂猿，我就用長臂猿共振，這下慘了，近距離看書兩眼竟退到40公分以上，而且漸漸地連字都花了。究竟發生了什麼事？我仔細看一下文字敘述，啊！那是一隻長臂猿寶寶！後來，我又試了猩猩、吼猴、兔猴，還有鼴鼠，患者的視力都沒有起色，我最後還是拿出黑猩猩，讓患者恢復原先的成績。

動物圖譜不可以隨便挑選，你必須對參與共振的動物特性有基本的瞭解，不過和基因轉殖的複雜度比較，生物優質性轉錄似乎容易多了，一發現錯誤，可以立即更換物種，而且不限次數。話雖如此，生物優質性轉錄還有很長的路要走，人類疾病不下數百種，哪一種疾病適合用哪一種生物，該單一使用？還是綜合使用？生物優質性轉錄也和基因轉殖一樣面臨「基因定位」的問題，不過，如果有更多的人投入研究，包括動物專家，生物學家，我想很快就能完成配對。我在此拋出一個問題：禿頭可以選用哪種生物共振呢？如果找對動物，將可以造福數千萬禿頭族囉！

第二例：弱視男孩。

這是一個10歲大的男孩，他被醫院診斷出患有弱視，最初使用結構療法調整到0.6時就開始停滯，後來以分子共振人體圖像和模具，視力進步到0.7，當生物優質性轉錄方式找到有關視力矯正的有效動物後。這個小孩也開始接受動物圖像操作。

不過，和「第一例」不同的是：「我單獨使用孟加拉鶚和視力表分子定位圖像。」兩者交互使用，經過1個小時，患者視力變得較好，後來就停滯了。

要讓患者的視力再進步，必須重新思考導致停滯的原因。患有弱視的人，除了視力模糊外，還會有瞇著眼睛看東西的習慣，並且伴隨斜視發生，因爲先天視神經發育不完整，或發育遲緩，所以有回到人體圖譜模具重新調整視神經的必要。我以顱骨操作眶上裂，因爲和眼肌相關的神經：動眼神經（III）、滑車神經（IV）、三叉神經（V）、外旋神經（VI）以及眼上靜脈、腦膜中動脈的眶支、交感神經都通過那裡，所以是治療眼睛時非常重要的位置。而且，患有斜視的弱視患者，轉頭時患側會特別顯得僵硬，如果沒有調整患側眼肌，沒多久就會發生肩頸酸痛，甚至頸椎錯位的情形。

在我操作眶上裂時，小孩告訴我視力變得更清晰了。於是我們又繼續交替使用孟加拉鶚和視力表分子定位圖像，半個小時後，他已可以看得比較清楚。

不過，我事後思索一個弱視孩童爲何可以進展如此之快？生物優質性轉錄的確有神奇之處，但是因爲先前有持續調整小孩的身體結構，也有使用人體圖譜和模具調整分子結構，小孩的媽媽爲他操作了一星期的視力表分子定位圖像，綜合起來，才能有如此快速的成績。

第三例：視力戲劇性變化的兄弟。

下表是我的兩個兒子在眼科診所視力檢查的報告：

	近視屈光度		散光屈光度數		裸視		
	右眼	左眼	右眼	左眼	右眼	左眼	
哥哥	-5.75	-4.25	-2.00	-2.75	0.5	0.5	平時有利用形姿自救法，自我調整結構
弟弟	遠視 +1.25	-1.25	-1.25	-0.50	0.7	0.3	無

你是否已經注意到哥哥的檢查結果有點問題，如果你現在的度數近視＋散光和哥哥相類似，你是絕對不可能看到0.2的，更何況是0.5，哥哥在功課壓力很大的班級上課。平常的興趣之一是玩電腦，大量閱讀中、英文小說，用眼時間比一般人多。坐在教室第5排第4個位置，不用戴眼鏡可以看清黑板的字。

兩兄弟在首次使用動物圖像和視力表分子定位圖像交替治療時，發生了一些有趣的事。當時哥哥自己操作分子定位圖像，弟弟自己操作孟加拉鶚，兩人的視力都有進步，後來兩人互換手上圖譜操作，哥哥繼續進步中，但是弟弟退得一蹋糊塗，連0.4都看不到，究竟發生了什麼事？接下來的說明，大家一定要仔細閱讀。

經過第一例和第二例，大家都知道孟加拉鶚圖像和視力表分子定位圖像的神奇力量，爲什麼弟弟操作時反而退步？

原因一：哥哥在操作視力表分子定位圖像時，使用自己的印章共振，和弟弟交換時，連同自己的印章一起交給弟弟，因此，弟弟是用哥哥的印章共振，而哥哥的視力本來就比弟弟差。

原因二：弟弟首先使用孟加拉鴞圖像時視力已進步到（右）1.2和（左）0.9，但是視力表分子定位時，我卻將他定在1.2，所以效果不明顯，加上用錯印章，就損失慘重了。不過，這個損失，我立刻用孟加拉鴞又補回了。

另外，哥哥雖然有進步，但在操作視力表分子定位圖像時，進步並不算大，使用孟加拉鴞圖像的進步較多，因爲在哥哥身上也發生了一個小失誤。哥哥可以在距離3.5m的位置看到2m視力表0.6，但是我在幫他定位時，只定在0.7，所以進步不大，如果當時能讓他刷過0.8，那麼定在0.8會較好。

在這一次測試之前兄弟倆各用過一次黑猩猩，哥哥有效果，弟弟完全沒有。所有生物都一樣，從出生、幼年、青年、壯年到老年，最後衰竭死去，身上的機能在青壯年時到達巔峰，然後逐漸走下坡。我的黑猩猩圖像，年齡稍微老了點，如果當時有年輕的黑猩猩圖像，我會使用的。因爲哥哥的視力比圖像中的黑猩猩差，所以會進步，而弟弟的比黑猩猩好，又沒有老花，所以沒有進步。

※兄弟操作分子共振時所使用的檢驗工具是A4-2m視力表

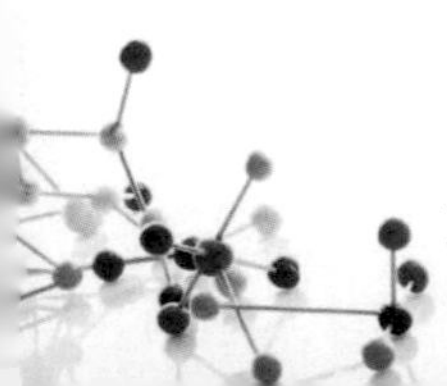

第四例：這是利用海星和龍蝦修補肌肉和骨膜的例子。

患者從樹上掉下來，膝蓋和內側脛骨撞到樹幹，患處皮下出血，一陣陣強烈刺痛、抽痛，走路時更不用說了。

患者體重74公斤，因此撞到樹幹的力量不容小覷。患處一摸就痛，我的思考方向是：

1. 立即減輕紅腫熱痛的症狀，而且減少瘀青發生的範圍，和散瘀的時間。
2. 讓活動正常，不影響作息。
3. 加快細胞再生，立即修補損壞的肌肉組織。

要符合上述三項條件，第一、最好是冷血動物。第二、再生能力要強。第三、活動要快。我的最佳選手是海星，患者在使用海星共振後，抽痛和刺痛舒緩，用手觸摸時才會痛，接著我使用龍蝦，患者的腳可以大範圍屈伸，如果先前的疼痛度是10，患者表示已剩下6，按壓時，除了肌肉痛和包括深層的刺痛。我想他的骨膜應該受損了，因此，我試用鯊魚（魚翅）、烏龜（龜板）、鹿（鹿茸）、螃蟹（甲殼素），這些都是時下最夯的標的物，不過，都令人失望，其中魚翅還讓好轉狀況退步。後來我試了海豚，效果非常明顯，於是我採取海星、龍蝦和海豚交替共振的方式，患者好轉五成，隔天，又再好轉2成，而且患處沒有瘀青。

我會選用海星的主要原因，當然是相中牠的再生能力，我們知道，如果一隻海星的一隻觸手被切斷的話，經過一段時間，海星便能長回觸手，而少數海星切下的觸手本身，也會再長成一隻海星。

另外還有一個原因是，覆蓋在海星身上的黏液物質，被發現是一種優於聚四氟乙烯（Teflon）的濕滑物質，它能防止殘骸黏到海底動物的表面，從而保持乾淨。科學家相信，這種不黏鍋的特性可以預防炎症疾病的發生。

一般來說，發炎是身體自然反應的保護機制，但有時會發生失控的情況。當對抗感染的白血球細胞開始大量聚集，並黏在血管壁上，就可能會導致組織損傷。蘇格蘭海洋科學協會（Scottish Association for Marine Science）研究團隊領導人——查理巴文頓博士（Dr. Charlie Bavington）在接受英國廣播公司（BBC）採訪時說：「白血球細胞必須從流動介質黏到血管壁，海星分泌的黏液可用來塗抹在血管壁上，讓白血球細胞流動更容易。」研究人員表示，未來若研究成功，將有助於像氣喘和關節炎患者減少類固醇的使用，降低人體的副作用。

這次海星在緩解炎症上的確幫了大忙。至於海豚，牠和人類同屬哺乳類動物，一致性高，而且由於海豚的換氣效率比人類還高，肌肉能攜帶更多的氧氣，爲了避免肌肉在重創後瘀血褪散緩慢形成血栓，和海豚共振可以增加含氧量，加速修復；還有一個原因，人類的皮膚在活組織上方是一層厚厚的死細胞，但是海豚

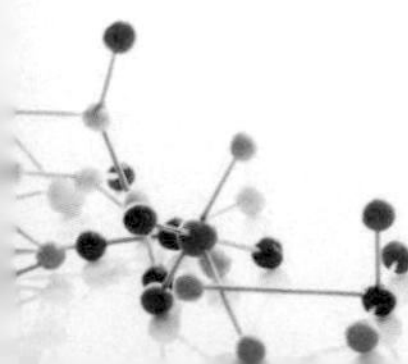

的皮膚靠近表面爲活細胞，這些細胞含有油滴，它們脫落時會釋出油來，是很好的潤滑油，我個人認爲這種潤滑油或牠們體表的鯨脂可以有效改善受損關節間的肌腱、韌帶的平滑度，使關節活動時減少摩擦疼痛。至於龍蝦，則單純是擔心患者有骨裂，豐富的甲殼素和行進時敏銳的移動速度，使患者在共振後，即使走路都不覺得疼痛。

第五例：患者腳趾頭不明原因疼痛

我曾經看過關於溫志宏副教授帶領中山大學海洋生物科技暨資源學系的研究團隊研究台灣綠島的覆瓦刺冠軟珊瑚的報導。由軟珊瑚分離篩選出的刺冠軟珊瑚醇化合物，經動物實驗，證實能減緩連嗎啡也無法根除的神經病變性疼痛。這是2009年發布的新聞，是否已從事人體實驗，我不太清楚，不過，我利用覆瓦刺冠軟珊瑚的圖像和患者共振，他的腳趾頭沒多久就不痛了。他告訴我，他的腳趾頭已經痛二、三天了。

我所研究的生物優質性分子轉錄有幾個需要注意的重點：

1. 如果所挑選的生物特質不及被轉錄者（即人類）優質，人類欲改善的症狀會退步。
2. 如果所挑選的生物起初是優質的，接著又挑選稍差的，那麼共振後，人類欲改善的症狀也會退步。
3. 共振時只選擇操作生物的特點部位。
4. 發現退步時，立即清除殘留在圖像上的分子。再重新選用優質性高的圖像，便能立即恢復。

5.因為圖像的來源有時是相片、雜誌、動物圖書、攝影者不明、被拍攝的生物，其年齡、身體狀況優劣不明，故共振時會產生不可控制的變數，所幸可立即清洗，不過為減少變數，圖片宜慎選。

5－4－3　生物優質性轉錄圖片介紹

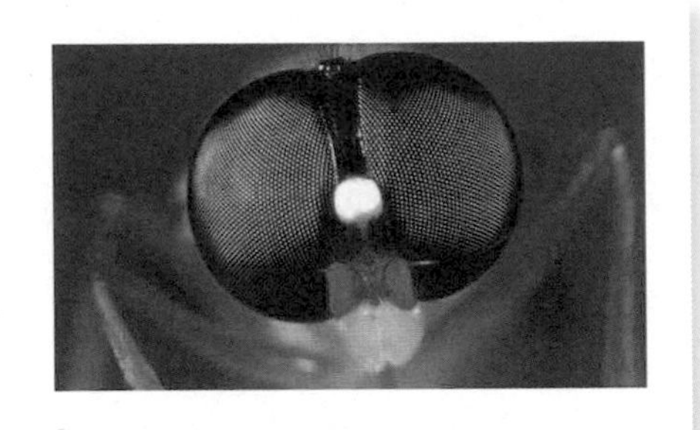

1.水虻。分子共振臨床上用來矯正散光。

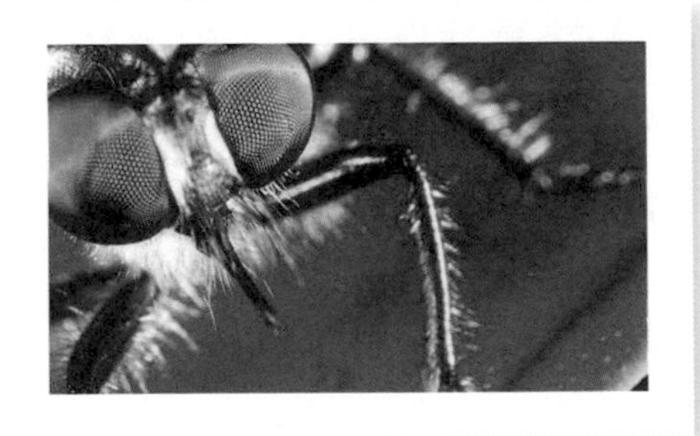

2.琉璃虻（不是所有的虻都可使用，例如這隻就不能使用）。

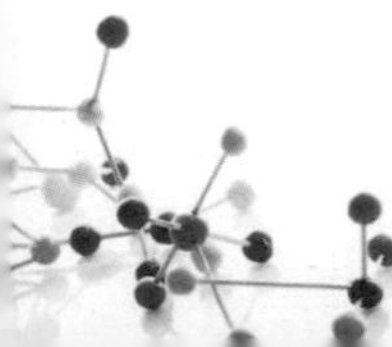

虻的眼睛是由許多小眼組成的，稱為複眼，對視覺依賴越大的昆蟲，複眼就越大，小眼也越多，舉牛虻來説，雌虻需要很好的視力，找尋供它吸血的動物，而每一個小眼只能看到物體的一部分，所以昆蟲經由複眼所看到的影像是鑲嵌而成的，這種形式的眼睛最善於偵測移動的物體。

文中所用牛虻圖片來自啟思文化有限公司出版《透視昆蟲》版權是國外的，無法聯繫，不過，該書以童書方式流通，並不難找。

水虻：圖片轉載自嘎嘎昆蟲網。圖片編號gaga0-12-8.1-01-012。

琉璃虻：圖片轉載自嘎嘎昆蟲網。圖片編號gaga960415。

※注意：共振虻時，只能共振複眼，其單眼不可共振。

※嘎嘎昆蟲網登入方式:

雅虎key嘎嘎昆蟲網搜尋——點選昆蟲圖鑑——找到雙翅目看到水虻點入。

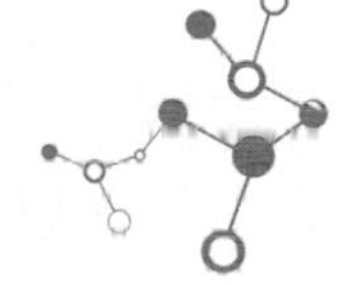

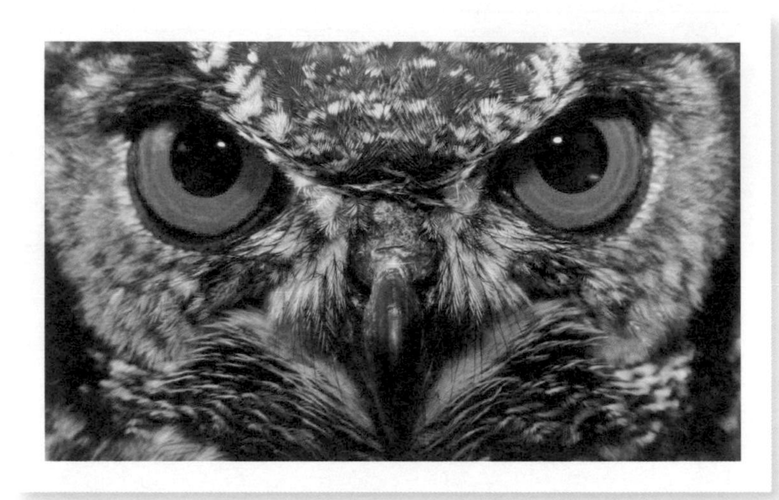

3.孟加拉鴞。這種鴞不論日夜都很活躍，視覺敏銳，從昆蟲到鳥類等各種動物都會捕食。

※本圖購自fotolia網站，但其效度不及我選用自小牛津國際文化出版——《動物大世界》中的孟加拉鴞。

4.蜜蜂、蜂蛹、蜂房在分子共振臨床上也可以用來消炎、鎮痛。

※文中共振的圖片來自啟思文化有限公司出版《透視昆蟲》之扉頁。

5.科學家相信地球上生命起源於海洋，只是後來才擴展到陸地上，海星的再生能力極強，是修補組織的明星。

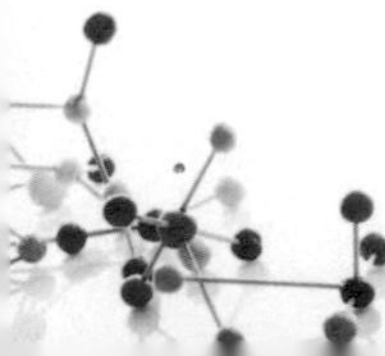

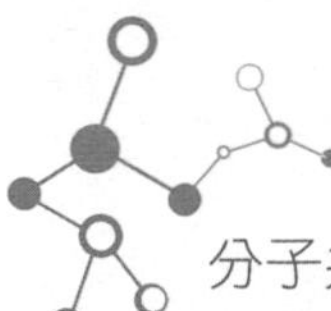

分子共振時我選用美國小石池內的海星。
要在美國小石池內生活不是一件容易的事。夏天，小石池會因太陽照射而溫度升高，也會因裡面的水分蒸發而變得更鹹，或是因下雨而變淡，不適合海洋動物。冬天水也有可能會完全結冰，位於海岸高處的小石池生存條件更是艱難，在此生存的海星具有強勁的生命力。

※讀者可參考啟思文化有限公司出版的《海洋》。

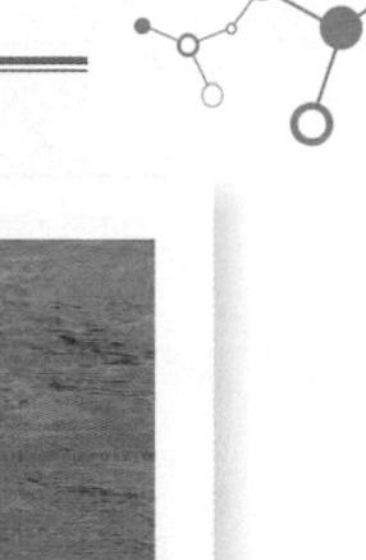

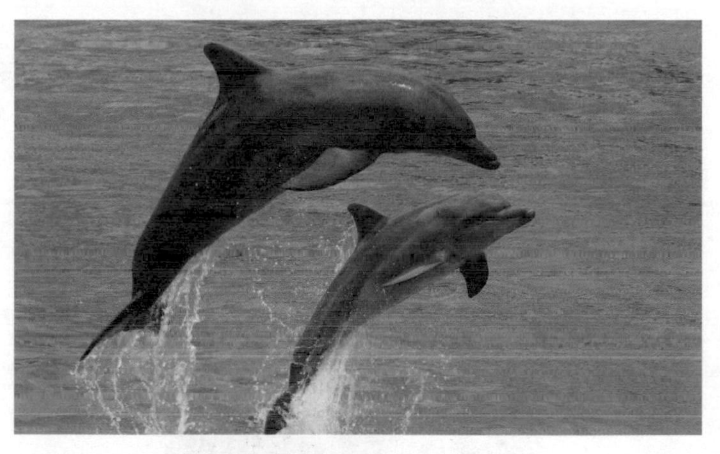

6.瓶鼻海豚。增加肌肉筋膜活動時的潤滑度。
※本圖購自fotolia網站。

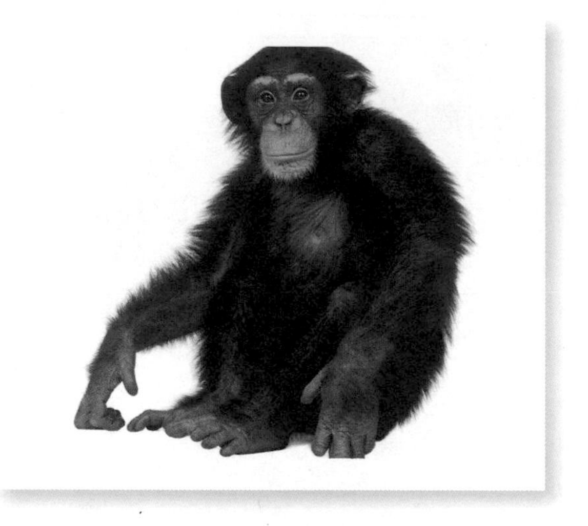

7.黑猩猩。分子共振臨床上用來矯正老花。

※本圖購自fotolia網站，這張圖也可增強手和腳的力量和活動度。分子共振眼睛時我所選用的圖來自小牛津國際文化有限公司出版的《動物大世界》。

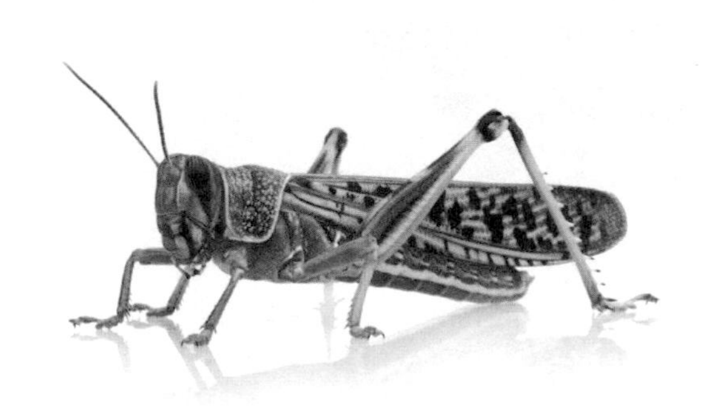

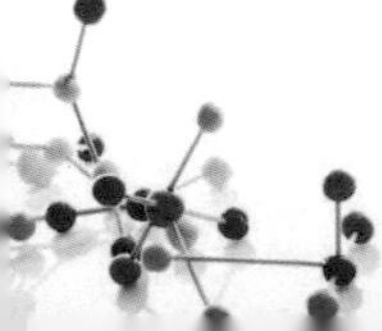

8.蝗蟲。如果蝗蟲的腳部肌肉和人類一樣重，那麼蝗蟲的彈跳力量是人類的一千倍以上，所以蝗蟲的跳要比人類快速。分子共振時用來增強腿部的活動力。

※本圖購自fotolia網站。分子共振時我所選用的圖來自啟思文化有限公司出版的《透視昆蟲》。和這張圖剛好相反方向，臨床上經常合用。

9.龍蝦。分子共振臨床上用來增加關節活動度，選用的圖片必須是在海中活動的龍蝦，讀者可參考啓思文化有限公司出版的《海洋》。

10.覆瓦刺冠軟珊瑚。經科學家研究其珊瑚醇可用來治療類風濕性關節炎、神經痛。

分子共振臨床發現對人體之發炎症狀有減輕效果，而且速度頗快。

※讀者可在雅虎網站上輸入「覆瓦刺冠軟珊瑚」來搜尋，或是搜尋國立中山大學海洋資源學系，溫志宏副教授的研究報告，就可以找到我所使用的圖片。

11.武靴葉。糖尿病、減肥的用藥之一，對於糖尿病所引起的黃斑部病變之改善有極大的幫助。

※讀者可在雅虎網站上輸入「武靴葉」來搜尋，我臨床是使用台灣種的。

※ 書中所提及之圖片因版權所有無法刊載者，敬請見諒。

5－4－4 結論

你是否發現形態5－4－1和形態5－4－2之間的差異？

形態5－4－1的動物來源是模具，它可以是具體的實物模型，也可以是抽象的雕塑，只要我們能辨認出它的身體架構，就可以共振；而且和人體相似度愈高的實物，共振的效度就愈佳。

形態5－4－2的動物來源是圖片，它可以是手繪的，或攝影的，我們要擷取的是它的優質性，比人類愈優質，共振的效度愈佳。

因此，嚴格說來，雖然都是和動物共振，部分理論是不同的，形態5－4－1可以說是單純地將人類的分子轉錄到動物模具上，利用另一個場地，將紊亂的分子重新整理，排序整齊後再放回原來的位置，讓它們可以正常運作。就好像衣櫥裡的衣服亂七八糟，經常找不到要穿的衣服時，我們會將衣服從衣櫃裡全部搬出放在床上，一件件地摺好分類後再放回衣櫃，這道理是相同的。

可是形態5－4－2就沒那麼單純了，我們不但是在做分子重

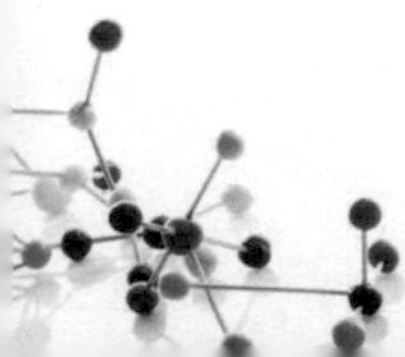

整的工作，我們還進一步做了基因分子改良的事，而且是使用來自相異物種的基因。在微觀的世界裡，這是基因遺傳工程在做的事，但是，因爲我思索到更微小的量子世界，目前基因遺傳工程做不到的事，我們可以辦到。

事實上，從分子的層次看，我們可以和我們的演化祖互相交流，而在量子的層次上觀之，我們還從中獲得利益。在收集動物圖像時，我看到一則報導：有毒化學物正在海豚與鯨魚體內積聚，而毒素累積最高的地方，傾向在人口高度密集和經濟高度發展的地區。海洋掠食者的脂肪含有包括多氯聯苯（PCBS）、多溴二苯醚（PBDE），火焰阻燃劑和殺蟲劑DDT等汙染物。由於這些化合物被懷疑或部分已經證實會對動物和人類造成癌症、神經系統損傷、學習困難和生殖危害等問題，已被禁用，不過由於它們是持久性的化學物，仍會存在這環境中。

看見這則報導時，身爲生物界最高級消費者的人類，應該會優先做以下的思考，即是：海洋漁類已遭受汙染，應該減少食用或避免食用海洋魚類。不過，當我們知道，我們隨時可以透過圖像和它們如此親密的接觸，而且獲得生命的轉機時，你會不會覺得，進一步去思索如何給它們一片乾淨的海域，讓雙方皆能互蒙其利，才是最重要的。

5－5　遠距隔空（空間）操作
——高階

如果你沒有遺漏前面任何一個章節，閱讀到此，相信對分子共振的原理和方法已有清晰的印象，我想應該有不少人已經邊讀邊驗證了。不過，就像讀書一樣，會歷經小學、中學、大學、研究所等不同階段，一旦進入高階的分子共振時，就不是單純的哪裡痛敲哪裡了，臨床上還有一些複雜的判斷，例如：人體模具、頭顱骨反射區、肌肉網狀力學對應點的操作時機和程序？如果沒有人體模具，只有頭顱骨時怎麼操作？模具和解剖圖譜、生物圖譜如何搭配運用？這是完全沒學過結構力學的人很難跨進的門檻。

除了以上列舉的問題外，進入高階操作還有一門必修的課程，那就是焠煉心電。分子共振本身就是一種隔空治療的技術，因為不需要觸摸病人，病人可以和你保持相當的距離。不過，還有高階的隔空，這個空是指「空間」，也就是說，病人和操作者可以處於不同空間，即使相隔遙遠兩地，也可以進行分子共振。

我現在要舉的案例就是結合上述提問和隔空（空間）治療完成的。

這個案例是寫我的大兒子，我在操作時完全沒有使用人體骨架模具，我的分子載體是頭顱骨和解剖圖譜。

他是個重度唇顎裂的孩子。小時候他的眼睛很大，視力也很好，在經過第四次修補手術後，他的眼睛越來越小，只有原來的

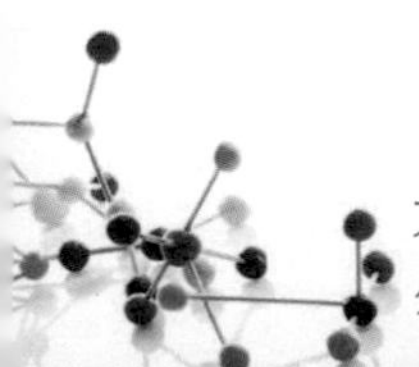

二分之一，視力也急遽下降，他只要睜大眼看東西，眼睛就會緊痛乾澀。他曾做過傷害自己眼睛的事，譬如：因爲好奇，經常拿著放大鏡看太陽；連續兩個月沒帶泳鏡上泳訓課，當我知道時傷害已經造成了。國中後課業繁重，用眼時間更長，平時還喜歡上網，躺在床上或窩在被窩裡點小燈看書，這些壞習慣也讓他視力受到影響，學校老師甚至因爲看他總是瞇著眼上課而來電詢問。

不過，他的眼睛經常抽筋，我卻是在他國一下時才知道，而這種現象竟然是自第四次補骨手術後就漸漸出現了，他當時才小學四年級。我怪他爲何一直沒告訴我，他說：「你不是常講手術後的疤痕會造成周邊組織的結構改變，我以爲這是手術後的正常現象，所以就沒有說。」我們的病人經常將不正常的現象認爲是正常的，以致延誤治療的黃金時機，這是我們要注意的。

我們有定期到眼科診所檢查，也到過眼科專門醫院，醫生都認爲他是視力不佳要他點散瞳劑和戴眼鏡。有眼睛抽筋經驗的人很少吧！只要用力睜大眼睛就有抽筋的不適感，所以他一直都瞇著眼，點散瞳劑和戴眼鏡是無法解決的，從事手療工作的我必須進入顱顏深層，才有可能重整他受損的機制。

我決定對他使用分子共振，整個操作期間大致可分爲四個療程。

療程A——

共振點：

1. 眼眶周圍、包覆眼眶的骨片、眼輪匝肌。

2.結構方法中所有用在舒緩近視和散光的點。

時間：二個星期，共10次，每次10 ～20分鐘。

結果：兒子說：「眼睛的感覺已比先前好了一半，平常睜大眼就會抽筋的疼痛感已經減輕了，不過還是覺得眼睛和額頭裡面肌肉被拉住。」

療程B——

思考方向：

1.有些唇顎裂的孩子如果在成長過程中上下頷骨的比例差太大會歷經頭顱骨牽引術，將上頷拉出，那是因爲顎裂的位置都是在上頷骨，導致上頷骨成長速度較慢的緣故。

2.因爲經歷四次顱顏手術，肌肉被拉扯，及上頷生長速度較慢，由兒子的側面看有這種現象，不過還在安全値內。

共振點：顱內共振（要注意角度和力道，未經指導不要隨意操作）。

1.翼窩左右兩側（翼突內側板、外側板）用木槌平面依↓方向振動。

2.上頷顎溝左右兩側，以木槌尖端共振。

3.蝶岩裂、破裂孔外緣，以木槌尖端共振。

4.頭顱骨上顳線和下顳線合成之環狀切跡，左右兩側，用木槌平面共振。（參閱《人體解剖學》頁178,圖11；頁183圖20或Sobotta（一）頁17和頁23）

時間：一個星期，共4次，每次10～15分。

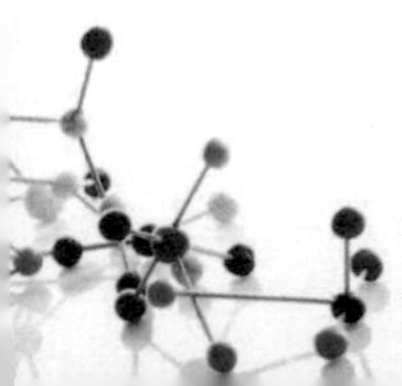

結果：他的反應是：「和第一次操作結束後的情況相較，又好了一半。」

隔天，我們準備進入第三次操作時，他和我談論到他的手。他的兩隻手特別大，比爸爸的還大，會不會是從小就彈吉他的關係，而且他的左手比右手大。我注視他的眼睛，他的兩眼都小，而且左眼比右眼小，我和他的情況剛好相反，我的右眼比左眼小，那是因爲年輕時右側胸部動過2次手術的緣故。每次我發現比例差太多時，就會整理右側胸部的肌肉和它們連結右手臂的肌群，右眼就會再大一些了。

雖然左側顎裂手術是造成他左眼小的主因，不過，從我所研究的肌肉結構力學的角度來看，太大的手可能用去原先該屬於協助眼肌活動的肌肉的張力。大家要注意，太大不好，太小也不好，任何一個因子的改變都可能影響到其他因子。因此，把任一個因子放大到最大値，都可能降低整個系統的可塑性。

當時我沒有人體骨架，就用解剖圖譜的左手和頭顱骨的冠狀縫的手區來共振，眞的很奇妙，5分鐘後，他的情況又比第二次療程結束後進步，他說：「好了一半，但是我不想放棄彈吉他。」

我請他放心，可以繼續他的音樂興趣，我們還有別條路可走。

療程C——

共振點：1.解剖圖譜的左手和頭顱骨冠狀縫的手區。

2.綜合共振操作A、B所使用的點。

時間：共二星期，每次10分鐘，共治療8次。

結果：

1.他現在的狀況和第一次操作之前相比，已進步了不少。

2.已經有一陣子沒發生眼睛抽筋的症狀。

3.他和學校同學有一個月的時間沒碰面，暑輔回家後對我說：「鄰座同學說我的眼睛感覺上變大了。」

4.老師發現他上課時眼睛一直睜開盯著黑板，就問他：「你不專心上課發什麼呆？」兒子對老師說：「我現在已經不用瞇著眼看黑板了。」

雖然我們已有不錯的成果，但是問題又出現了。他的進步點開始停頓，我們陷入膠著狀態，我仍然持續每隔2天做一次共振，在還沒找到問題原因前很容易退步。如果要攻下最後的2成，我必須改變思考途徑？或更深的思考？也許兩者都應該吧！

療程D——

思考方向：

1.他的左、右眼都會抽筋，已知左眼是因為同側手術，但右眼是為什麼呢？

2.手術時要將顎裂兩側的肌肉拉過來縫在一起，所以右側也會產生被拉扯的感覺。

3.距離現在最近的一次補骨手術是在他四年級的時候，隨著年齡成長，手術後肌肉的成長速度也會比健康側的肌肉

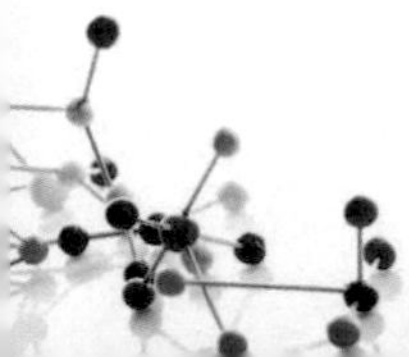

慢，掌管右側肌肉的神經是否擔心右側肌肉長時間支援左側肌肉會有拉傷的危機，下達緊縮指令。

4. 支配眼肌的腦神經有沒有因肌肉壓縮而被壓迫。

5. 眼肌和視神經，第III、IV、VI對腦神經的通道有沒有部分被堵。

6. 他在第四次的手術進行中，醫護人員曾一度要我簽使用某型治療劑的同意書，因爲他的上顎實在裂得太嚴重了，在手術修補時爲了避免造成腦的感染，所以在二者之間必須塗上藥劑做爲阻隔，那是一種用血清合成的藥劑，最後會被人體吸收。

7. 長達一年的牙床齒列矯正是否也有關聯。

綜合1～6的考量，我必須加重療程B的治療，顱顏右側肌群的共振，還必須增加顱內眶上裂的共振，那是因爲上列第4、第5點的考量。

我們的努力終於有了轉機，他的分子活動又開始活躍起來，僅一次治療，花20分鐘，又拿下一成。

剩下的最後一成會不會是轉移痛？會不會是幻肢症狀？我對幻肢的看法和醫界有點出入。醫學上有一種手術後遺症叫做「幻肢」，譬如手被截斷後，即使傷口都復原了，病人還會有被截斷的那隻手的感覺，幻肢的疼痛可以維持十數年甚至更長的時間，醫師通常會給患者服用神經阻斷的處方。

補骨手術是用右側髂骨取一小部分研磨成顆粒將裂開的上顎

補起來，有點像是「女媧補天」。我覺得上天給我許多珍貴的禮物，顱顏外科醫師就是其中一個。

右側髂骨的骨頭雖然可以再生，但是會留下記憶訊息—被切除的訊息，髂骨周圍的肌肉雖然被可吸收的線縫合，仍然留下肌肉拉扯縫合的痕跡，原先屬於這個區域的分子被移植到上顎，他們的頻率相同，仍然持續共振中。

此外，人體的細胞是會更新的，肝臟、小腸、皮膚等部位的細胞，每隔幾天或幾週就會全部更新，但是神經細胞幾乎不更新的，所以神經的記憶很難消除。不過我不喜歡用阻斷的方式，我比較希望它們隨遇而安，就好像每一位父母都會希望離鄉的遊子能適應他們的生活環境。

當我準備做幻肢的症狀操作時，我先打電話給兒子，因為當時我在埔里，而他在台中，我要電話另一端的兒子用手拍打髂上前脊手術的位置，而我則在另一端以頭顱骨的髂骨成相區和他一起共振。連續兩天，共兩次操作，每次5分鐘，兒子從電話那頭告訴我：「我可以用更大的力量睜大眼睛，不會痛，也不會抽筋，兩眼感覺正常，額頭也沒被拉扯的感覺。」

我跟他講解幻肢的原因，因此，想到就輕拍髂上前脊，眼睛就可以維持穩定了。

順帶要提及的是，每次在操作兒子眼睛抽筋的問題時，他並不是總和我處在同一空間，有時他在自己的房間，有時在餐廳，有時在學校、補習班、公園，有時在玩電腦、看電視、睡

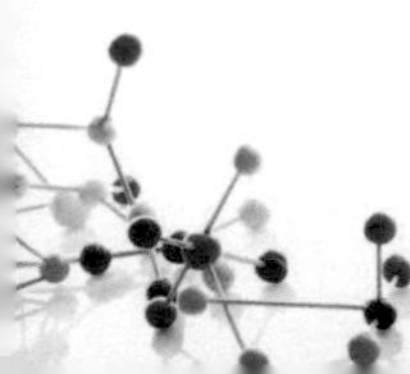

覺……。尤其最後一個星期的操作，他在台中大里，我在南投埔里，我用心電和他的照片共振後，再打電話和他聯繫，以確認他的狀況。

還有在整個操作過程中，我沒有觸摸過他的身體，全靠他和我之間的互動，我的疑惑，他詳細具體的回答，病人給操作者的訊息愈詳實，治療的效度就愈好；我努力找尋治療的方法，他配合比較驗證，這就是良好的醫病關係。

最後我要問大家一個問題，如果當初我沒有經過過程A、B、C就直接跳到過程D，結果會如何？這個問題似乎沒有答案。你們能明瞭我的用意嗎？我為什麼要詳細記錄引起我思考的契機和我思想的過程？當你在遭遇操作困難的時候，若能跳脫出來自我分析一下，是不是有什麼關鍵點沒考慮到？有很多矛盾往往在問過自己一些問題後就迎刃而解了。

※顱內共振要先經過實務學習，不宜輕易嘗試。

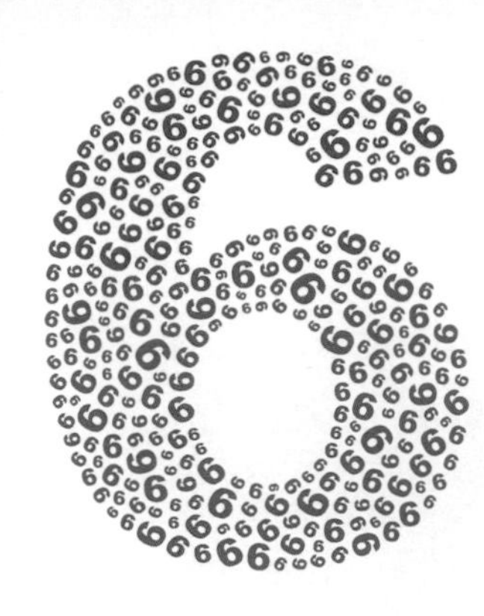

分子共振解惑篇——初階

6－1　濕度、溫度會影響分子共振嗎

病人、操作者本身就會受到溫度、濕度的影響，分子共振當然也會，不過你大可放心，外在環境對病人的影響會大於分子共振，所以優先考慮「人」所處的環境比較重要。不過，我們還是說明一下原理，明白了原理，各位就能懂得如何利用環境的改變來增加分子共振的效度。

科學家的研究發現，空氣中的水氣會使聲速略爲增加，氣溫的增加也會，溫暖空氣中的分子，運動加快，使分子間的碰撞相對增加，所以傳送脈波所花的時間就減少了。

一般人體感覺最舒適的溫度在25℃～28℃之間。當物質的溫度增高，它的分子因互相推擠的動作加快，通常會趨於拉開彼此之間的距離，這樣一來就促成了物質的「膨脹」。試想，如果分子的活動造成人體的熱膨脹是什麼樣的情形呢？發燒，發炎都有可能，還可能影響到周邊的器官、組織。

另外，由於分子的移動會隨著溫度下降而變慢，因此神經傳導物質在突觸間隙擴散的速率會隨著溫度降低而慢下來，神經衝動傳遞到目標肌肉的速率也會變慢。當天氣冷時，我們容易覺

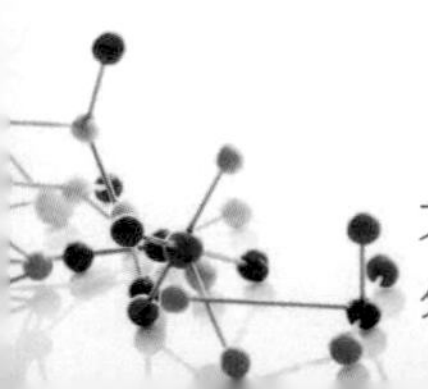

得四肢僵硬，如果在戶外停留時間太長，還會發覺四肢末梢有點痲痲的。這表示神經元傳導的速率同時受到溫度和血液供應的影響。隨著血液供應減少，神經元所需的氧氣和營養不足，結果產生痲痺的感覺，而血液的供應也受到溫度的影響。

現在我稍微整理一下：

1.溫度、濕度高——分子活動快——共振時間縮短——病人操作者不舒服——效度低。

2.溫度、濕度低——分子活動慢——共振時間增加——病人操作者不舒服——效度低。

3.溫度、濕度適中——分子活動介（一）（二）之間——共振時間介1、2之間——病人操作者舒服——效度高。

那麼，假如現在有位病人正在發燒，或局部發炎中，如果操作分子共振，會不會產生「熱膨脹」呢？可以使用分子共振嗎？

答案是：可以使用分子共振，不但不會產生熱膨脹，還可以加快細胞的修復和再造的機制。我用物理學的原理來解說這個問題。

分子共振對人體的影響，可以用熔化中的冰來解釋。冰吸取了熱，而它的溫度卻不會一直增加，轉換成水。也就是說，物質在吸收或放出能量後，有可能產生各式各樣的變化，如果此能量是用在增快分子的平移速度，則會造成溫度上升；但是也有可能用在增快分子的旋轉動能，以及增加分子內部各個原子振動的動能；或拉長分子之間的鍵結，被儲存起來成爲位能。

分子共振作用於人體時是增快分子的旋轉動能，以及增加分子內部各個原子振動的動能。因此，正在發燒或局部發炎中的病人可以放心使用；至於在常溫下卻總是感到冰冷的人，經由分子共振後血液的循環也會活絡起來，不容易怕冷呢！

6－2　同一家族成員的分子可以轉錄嗎

有一齣連續劇，名為「出生」，劇中的主要情節是描述一個家族成員中的老三患有血癌，母親懷孕再生一個弟弟，並用臍帶血成功救活哥哥的經過。

它雖然只是一齣戲，可是現實案例中的確是可行的。我們身體裡的每個細胞彼此都是自受精卵分裂出來的同源細胞，胚胎幹細胞的來源是初期胚胎的內細胞團細胞，可以一直維持著高度的多能性，在適當的環境下，這些幹細胞也可以分化出所有內細胞團細胞所能分化出來的細胞。醫學研究人員由臍帶血的研究，用於治療先天血液的疾病，到利用幹細胞的分化，用於治療燒燙傷、牙周病、中風等疾病，日本京都大學的研究團隊更致力於萬能細胞（induced pluripotent stem cells， iPSC）的研究，他們將3種基因，或是2種基因加上促進細胞增殖的蛋白質，倒入如皮膚等體細胞中，再培育出萬能細胞。目前已能把從老鼠身上取得的萬能細胞轉變成精子，並已成功的培育出小老鼠。萬能幹細胞的細胞組織還能重新培製出神經、心臟和肝臟等細胞，只可惜這

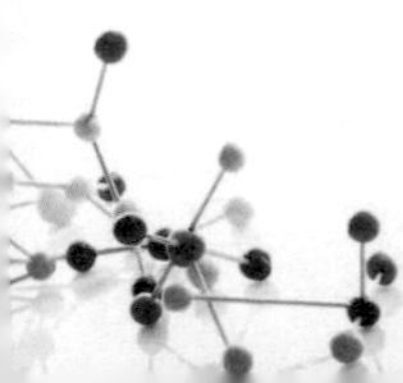

項技術已正式取得美國的專利許可，美國的專利法規定，取得專利的研究技術，可獨占使用權20年，專利期限後他人才有權力使用相關的技術。雖然我們非常期待它在再生醫學及醫藥革新上的躍進，但是在近20年裡，想要享用這項技術的研究成果，將是非常昂貴的。

似乎不是每個人都能受惠於高科技醫學的成果，它往往有許多限制，金錢和機會經常決定許多事情，我在研究分子共振時，以現今科學所提供的視野爲設想條件，發展出屬於分子共振的幹細胞技術、基因轉殖技術。因此，我在研究生物優質性轉錄時，也同時研究以同一家族的人進行分子轉錄的可行性。如文章一開始所言，我們身體裡的每個細胞彼此都是自受精卵分裂出來的同源細胞，家中的成員除了人爲特例，皆來自同一對父母的受精卵。

不過，這次的研究是失敗的，失敗的原因並不是不能轉錄，而是轉錄共振之後擁有優質分子的一方會被影響，雖然在醫學上同家族成員自願互贈器官的事件已不足爲奇，但是在我未研究出讓雙方互惠的模式之前，我不會操作這項技術。以量子論而言，這可能就是分子共振的有限性，無法突破。好在，我們還有許多條路可走。

我一樣敘述整件經過。這次的實驗僅花了極短的6分鐘，但意義非常重大。

有一個小孩同時患有三種症狀：1.遠視型弱視2.兒童癲癇3.眼瞼震顫。因爲持續服用的癲癇藥已產生副作用，專心度不夠且出現複視，雖然分子共振已改善了眼瞼震顫的情形，但視力由0.2進步到0.4之後就一直停頓了；之前0.3以下因嚴重畏光而呈現白色的現象已進步到1.0的小點點，可是也停頓不再進步。因此我和他的父母親提出同族優質性轉錄的建議，父母親也願意試試。我先測了爸爸的視力，裸視0.2，但是爸爸說他小時候視力很好，國中以後才變差的；所以我請爸爸帶他小時候的相片來；我也測了患者的妹妹的視力，2m視力表她可以看到2.0，我請她再退到4m處，她可以看到1.0，至於1.2就不行了。我認爲她是最佳人選，所以也請他的爸爸下星期帶她的相片來。

一星期後，我用他們帶來的相片實驗，首先用爸爸的，三分鐘過後，兒子的視力退步了，0.4看不清楚。立即改用妹妹的相片，又過了三分鐘，哥哥0.4看到了，錯了1個，爲了確保妹妹無礙，我立即又測了一次妹妹的視力，發現她在回答符號開口時有點遲疑，一問之下，知道她的視力變差了。在進行轉錄之前我爲了確保實驗的準確度，先做過一次測量，這前後差距不到10分鐘，我立即終止實驗，改用孟加拉鶚和妹妹共振，只花了一分鐘時間，妹妹立即看清1.0，就連原先看不清的1.2，也看出了中間2個。

這次的實驗雖然失敗了，不過，也再一次驗證分子共振具有不可思議的奇妙力量，我們除了研究之外，還要更謹愼爲之。

※本文所使用之視力檢驗工具為A4-2m之視力表

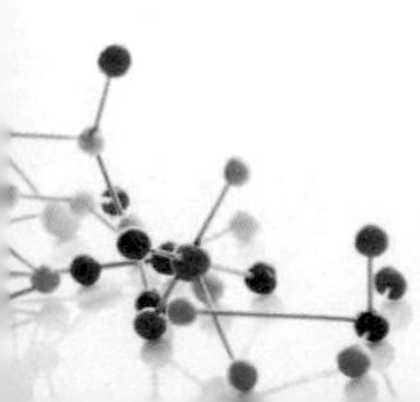

6－3　每個人都可以使用分子共振嗎

我分兩方面來談這件事。

1. 有些事是不可知，也無法預測的。即使你事前做了多麼周全的防範措施，人體是道地的混沌系統，下一秒會發生什麼事，誰都無法擔保。就說疫苗吧！每年都有一些人會因為對疫苗過敏而喪命。雖然分子共振至今還未發生不愉快的事，但日後會不會因為操作者的技術不精、濫用、或受治者體質問題而發生意外，我不能斷言，全世界每年有數萬人死於醫療事故，相較於此，我覺得它的安全性比大家所能知的醫療手法高出太多了，因為操作者的技術再不成熟，只要是安全操作，頂多讓你沒感覺罷了。無論如何，我都期望大家能善加利用這種救人的技術。
2. 分子的活動愈快，動能就愈大，但是，受治者本身當下的身體是否能承受過大的動能？因此分子共振的時間長短以及振幅的大小是必須留意的。如果分子共振時受治者出現疲累想睡的情形時，可令其喝杯溫水稍做休息，躺、坐不拘。

我使用分子共振操作的病人中，體力最差的應該算是癌末化療失敗，從安寧病房回家的老太太吧！我在書中不同章節有提過她，在我最初用分子共振操作時，她氣若游絲、形銷骨毀，每星期我除了花40分鐘手療，也會花40分鐘分子共振，像她的狀況都能承受分子共振而日漸好轉，現在能吃、能坐、舉手、抬腳，接下來還要進行步行復健，所以我認為它是一項安全又有效的技術。

6－4　在同一時空裡一群人彼此交談互動，要如何確定你所轉錄到的是特定人的分子？其他人的分子會不會也一齊參與共振

以收聽廣播為例，當我們調動收音機的指針時，也相當於把收音機內電子線路的固有頻率調成跟空中許多電波訊號中的某個頻率一樣，這樣一來，收音機就與某一廣播電台的電波產生共振，而不會同時把所有電台的訊號都收進來。

分子共振時也是一樣，你必須確認你所選取的特定對象被正確無誤地轉錄到小白身上。你和人群之間的角色扮演，成為你是收聽的人，而人群是電台。你可以嘗試幾種和特定對象連線的方式，強化他和小白之間共振的頻率。

1.和他交談，他的發聲分子會傳輸到小白身上。

2.請他將身上的物件放一樣在小白身邊。

關於這個做法，在此稍作說明——

我們在學生時代應該都玩過一種科學遊戲。就是拿一塊布摩擦塑膠尺，再用尺去吸附衛生紙碎片。原子裡，雖然是

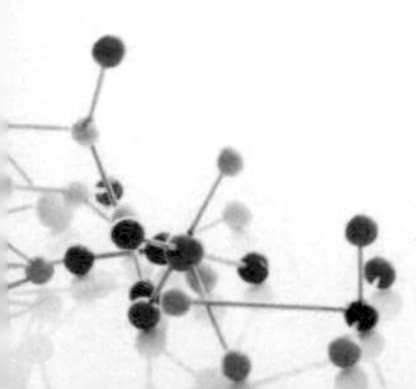

最內層的電子與帶相反電荷的原子核緊緊地束縛在一起，但有一些最外層的電子則與原子核束縛得非常鬆散，並且很容易就脫離位置。因此，在摩擦之後，電子從塑膠尺掉入布之中，塑膠尺變成帶負電，而布變成帶正電。雖然物質帶正、或負電荷因參與摩擦的物件不同其結果亦不同，但都說明了一件事，就是特定對象身上的電子也會隨著物件一起被帶到小白身邊。

3.探測特定對象的電場，直接牽引至小白身上。

4.請特定對象拍打小白。

5.直接操作特定對象的相片。

6.心電的控制。

6－5　相片也能參與分子共振嗎

分子共振時，並不一定要患者在場，即使不同空間，只要有患者的相片也可以共振。照相技術剛傳到中國的時候，人們懼怕攝影機，認爲它會攝取人的靈魂，時至今日，照相、攝影、通話連爲一體，這更是那個時代的人民所無法想像的。如果說，將照片上的分子轉錄到模具或解剖圖譜上進行共振，這也會是現代的人無法想像的事。

我想結合愛因斯坦的光電效應、牛頓的萬有引力和量子論解說這種現象。

談到原子的活動，就會談到光，因爲我們對原子的認知大多是經由研究它們發射的光和各種輻射。大部分的光是電子在原子內的運動中，因能量的變化而產生的。幾百年來科學家對光的闡述紛雜，而愛因斯坦找到光電效應來支持自己首創的光量子理論。

所謂光電效應是用光照射在某些金屬上，使電子自金屬內彈出。光電效應可應用於電眼、攝影師的測光表、也應用在電影片的聲軌上以重現聲音。但並不是所有的光都可以產生光電效應，決定因素不在於光的亮度或強度，而在於光的頻率，也就是光的顏色。小量的藍光光子或紫光光子能夠逐出小量的電子，但是大量的紅光光子或燈光光子卻敲不下一個電子來。也就是說唯有高頻率的光子具備足夠集中的能量，得以拉下一個電子束。

瞭解光電理論的基本原理，你覺得對相片轉錄之間有何關聯性呢？

先將人體想像成量子人，以光粒子因引力緊密結合成充滿質量的人體，這個人體具有極強的光敏感度，照像時自然界的光或閃光燈的光，其中帶有較高頻率的光將人體身上的粒子擊落穿過各式透鏡到達底片讓其顯影。粒子等於經過了一段旅程停留在相紙上。

相紙本身有屬於自己的物質波，有專屬於它自己的電荷斥力，而來到相紙上的粒子，也有它自己的物質波，專屬於它自己的電荷斥力，它們因萬有引力而結合，也因電荷斥力而保持距離。更奇妙的是，離開母體的粒子，仍保有對母體的記憶，因爲

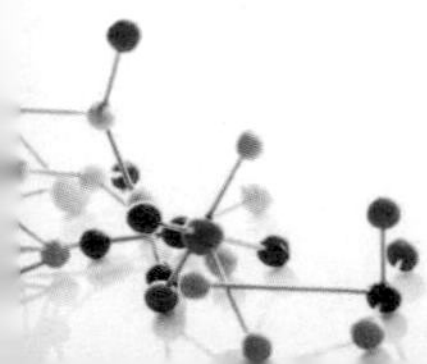

粒子的共組形成的頻率並沒有消失，就好像兩幅拼圖，你將它們打散混在一起，還是可以藉由色系、形狀將它們分開，各自回到自己的位置。

相片保有本尊的頻率和粒子，一樣可以轉錄到模具上，寫書期間我經常用相片、電話、心電影像爲我兩個兒子服務。

6－6　在患者患處噴上藥洗或在小白的操作點噴藥洗是什麼原因呢

其實噴水也可以，用擦的也可以，因爲工作室裡隨手可取的就是藥洗，而藥洗對患者有好處也可以同時參與共振。

操作分子共振時，我喜歡請患者偶而喝點水，對於臥床少活動的患者，我會在操作部位噴藥洗，但並不常用，只要單純分子共振就可以解決的話，是不需麻煩的。

地球上含有豐富的碳原子和氫原子，它們大多以最安定，最不易起反應且能量最低的形式存在，就是二氧化碳（CO_2）與水（H_2O）。生物需要大量的醣分子來參與細胞的修復，但是，要低能量的二氧化碳與水分子提升到高能量狀態的醣分子，中間需要輸入大量的能量。輸入能量的關鍵就是電子。電子是繞著原子核外圍運行的負電荷粒子，它們的移動與轉移可以使生物體產生類似物理中的電流，尤其是氫原子，由一個電子與一個質子構成的氫原子，可以輕易地把電子捐給其他的分子，再從其他分子那邊獲得電子，回復氫原子的電中性。因爲氫原子中電子的特性，成爲分子共振時的要員。

分子共振時分子的活動加速，會耗掉比平時多出幾倍的能量，來不及補足前，患者會顯得累、想睡，此時只要立刻補足水分就可以減少這種情形。人體內有70%是水分，但有時也會分布不均，尤其分子共振的部位水分也會耗損較快，當操作過程發現進度有停滯情況時，可能的原因之一就是氫原子的活動變慢，適時補充些水，效果還眞不錯。

6－7　操作分子共振時，要如何保護自己不受病氣干擾

這是很多人詢問的問題！不論哪一派方法，只要是老師，都會被學生問到這個問題。

人體是很好的導電體，你有不小心觸電的經驗嗎？那種指尖麻痺的感覺至今還留在你的指頭上嗎？

分子共振時你的電流和病人的電流其實的相通的，但是，就好像是一條電路，開關打開電流通過，關閉後電流無法通過。

我記得在佛教禪宗的許多故事裡有這樣一則小故事：老和尙帶著少和尙要涉水渡河，恰巧此時也有一位妙齡女子要過河，老和尙就背著女子過河，一路上少和尙心裡非常不高興，認爲老和尙犯了色戒，過河後女子道謝離去，兩位和尙又走了一段路，終

於少和尚忍不住質問老和尚為何不守戒律，老和尚說：「過河後我就把她放下了，你現在還背在身上呀 ！」

你知道你身上的病氣是從哪裡來的嗎？是你自己把它卡死在身上的，是你用自己的心電把它留在身上的。

我經常說：「殺敵一千，自損五百。」這不是指病氣。治療病人是用理療師的腦力、體力和病人身上的病魔搏鬪，免不了能量的耗損，理療師本身就必須要熟知能量還原的方法。此外，有些傷害是來自於自己的日常積習或是操做姿勢不良，過度疲累的職業病。

因為研究會有教十二經絡拳，所以學員知道打十二經絡拳是能量還原的好方法。另外，還有一個更簡單的方法，就是將能量以特定的指令轉移出去，至於轉到哪裡？有誰這麼慷慨肯接收我們卡在身上的病氣呢？那就是絕對不會對你說：「No！」的植物。

幾億年來我們雙方不是一直從事著利益輸送的交易嗎？

你可以準備一些盆栽，最好是越修剪枝葉長得越繁茂的那種，例如：金桔。每天修剪幾枝就可以了。如果家裡沒空間種植，鄰居的（要先告知），馬路邊的都可以，順便美化環境。

修剪的時機，當身體有疲累的感覺時，是最佳時機。其次是當天工作結束後。再不然假日多到山林裡走走吧！大自然是最佳的散熱片，把你身上不要的全給它吧！不過，記得垃圾要帶走。

6－8　分子共振操作時，病人會不會有感覺

根據法國物理學家德布羅依（Louis de Broglie, 1892－1960）所提出的物質波理論：所有物質都可看成具有波動特性。所有的粒子，包括電子、質子、原子、子彈乃至人體，都有一個與粒子的動量相關的波長。而物體的物質波波長與動量（運動速率）成反比。也就是說，運動速率較高的電子，具有較短的波長。

分子共振時，連續敲擊小白的動作所製造出的脈波，使空氣中的粒子運動加速，人體場內的分子活動亦跟著增快，除非病人具有極強的波敏感度，否則，病人只會感覺到症狀的變化，而不會感覺到分子在體內重組的活動。

就像日常經驗中我們所見所觸的物體，物質波的波長太短了，以致我們無法感受到波動性質。

有些學過氣功的人，會用手去探測物體的氣（有時稱磁場、波動），但是，如果你將他的眼睛矇上，他無法正確告訴你他所探測的物件名稱，除非是選定的已知物件。

原子的最外層是電子，電子會排斥其他原子的外層電子。因此兩個原子只能靠近到某個程度，再接近就會互相排斥（這是指他們還沒形成化學鍵時）。當你碰觸牆壁時，你的原子和牆壁的原子並沒有眞的碰在一起，因爲電荷斥力讓我們產生碰觸感，不然你的手會穿牆而過。所以，你和你的親密愛人擁抱時仍有感覺不到的小間隙存在。

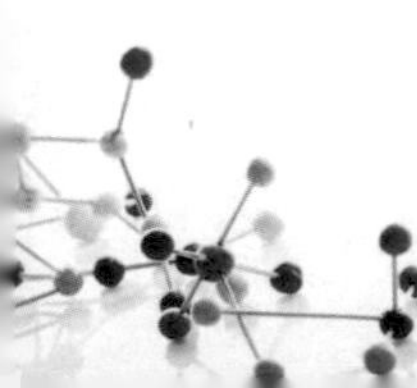

當我們要用氣功去探測物體時，電子的活動會加速，被探測物體的電荷斥力也會增強，我們會碰觸到一團膨脹的場，因爲不同的物質，其組成元素的電子的活動也會不一樣，敏銳的人可以分辨不同的物質波，但一般人是不會有感覺的。

6－9　腦海中的人物影像也可以轉錄嗎

大自然裡有一種有趣的動物——海豚。海豚的主要感官是聽覺。海豚發出聲波，再由反射回來的回聲，來測知牠周圍的環境。對海豚來說，動物身上的細部輪廓包括內腔都能看得清清楚楚。更奇妙的是，海豚能再現那些帶有環境影像的聲波訊號。所以，牠們有可能是將所「見」的聲音影像，直接傳遞給其牠海豚。更厲害的是，牠們發出去的聲波還可以穿透岩石，連大岩石後方的魚都能藉由聲波看到。說得更清楚點，海豚不需要藉由文字或符號來表示「魚」，而是把實物的影像傳遞出去。

海豚和人類同屬哺乳動物，生物體之間彼此的共通點一致性越多，基因的相似點就愈多，只是在演化的過程中，有些被彰顯，有些被抑制，有些則消失了。

人類擁有影像傳輸的能力，只是被抑制了。尤其現代科技發達，要讓A先生知道B小姐長什麼模樣，只須用相片、錄影或視訊就行了，不需恢復影像傳輸的本能。

海豚傳遞影像的過程是：

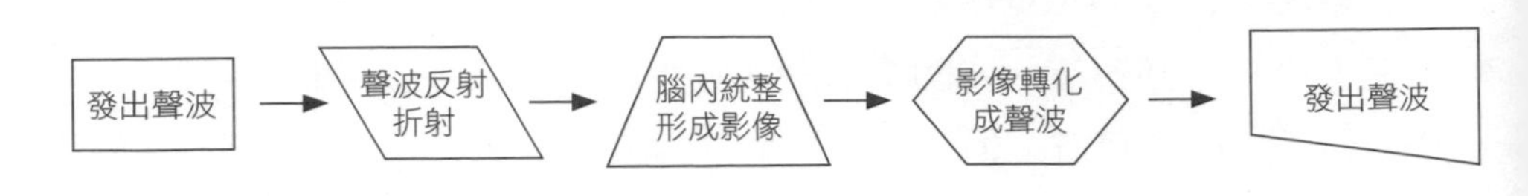

大家對超聲波成像應該不會陌生。婦產科醫師用它來「看見」只有11週大的胎兒心臟跳動的圖像。這是一種目前在醫界公認可以透視人體而又無害的技術。是使用高頻率聲波來取代X光。進入身體的超聲波，身體內器官表面的反射比器官內部的反射強烈，因此我們可以看出器官的輪廓；而當超聲波射向移動中的器官時，反射波的頻率會稍微改變，我們就能看到器官活動時的圖像。

分子共振時影像轉錄的程序，如圖：

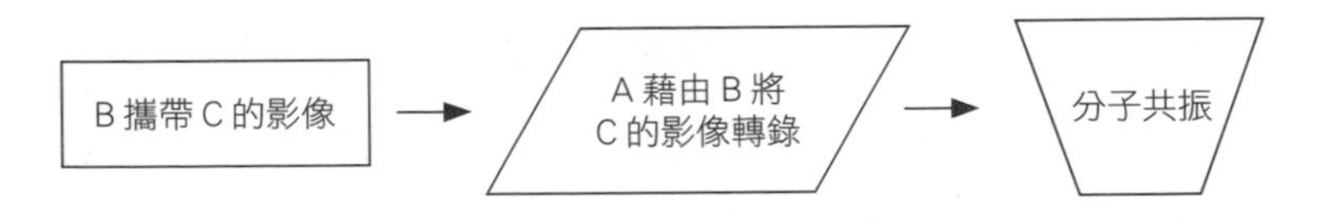

A：操作者。

B：和操作者同空間的，即攜帶影像者。

C：和操作者不同空間，影像被B攜帶。

你可以發現人類的程序比海豚簡單多了。不過，爲什麼很少

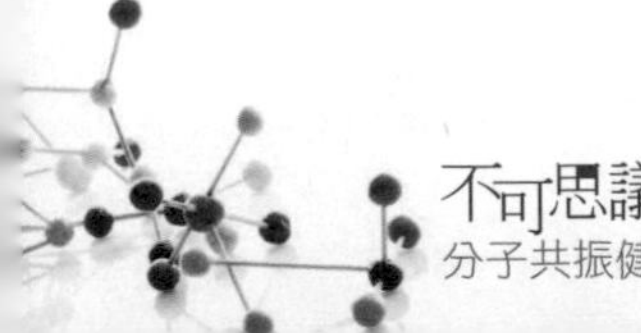

用，因爲治療後B要打電話詢問C的狀況，既然B和A在一起，直接讓A和C連線就行了，何必那麼多曲折。

還有一組比較複雜，A和B不同空間，也就是B攜帶C的影像再透過電話傳輸給A來做轉錄。

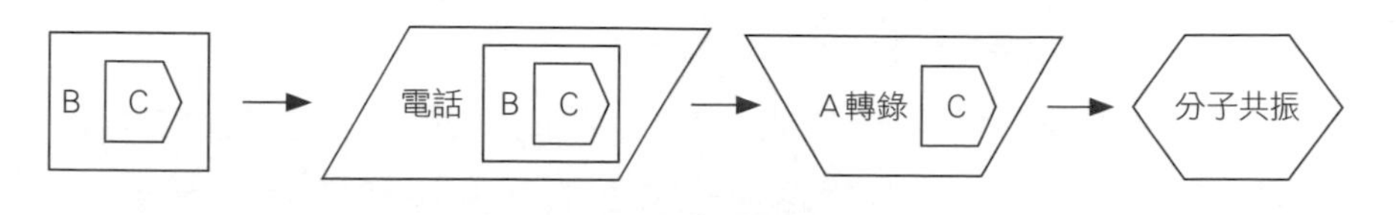

6－10 分子共振時，振動的速率和頻率對效能有影響嗎

細胞可以感應到周遭的環境，也就是它能接收訊息，並做出反應。被強化後的物裡波經由週期性的振動可以由末梢改變細胞的分子結構，當分子結構改變後傳回腦中樞神經的訊息是已經改變結構後的訊息，這時大腦會立即做修正，發出不同於先前的化學訊號。

細胞的表面有一些特殊的蛋白質，叫做受體，能偵測化學訊號。受體分子可分爲兩端，一端向細胞外突出，用來接收各種化學分子的訊號，另一端向細胞內插入，準備引發細胞內部的反應。但是每個受體只能辨識一種化學訊號。你可以試著將一張不要用的廢紙揉成一團，會出現不一致的凹凸皺摺，受體和細胞間的形態有點像那樣。當化學訊號與受體接觸後，受體蛋白會產生形狀上的改變，接著啓動細胞內一連串的反應。

因爲每個受體只能辨識一種化學訊號，也就是說「對號入座」，如果最初始時的分子結構改變後所啓動的反應，導致大腦所傳輸的化學訊號不被受體接受或只有部分接受，就會影響接下來細胞內部的反應結果。

什麼樣的化學訊號才能打開受體的密碼？從生物學的觀點來看，一條由相同單位串連起來的長鏈，毫無訊息可言；一條由兩種或更多種不同單位構成的長鏈，卻可以用來表示無限量的訊息，只要長度夠長的話。舉例來說：DNA是生命的遺傳訊息，它是由A、T、G、C這4種核苷酸單位構成的。舉例AGACTTAACGGAA 就像這樣一長串，讓你大可放心「龍生龍，鳳生鳳，老鼠的兒子會打洞。」還有1和0，對幾千年來的人類來說，只不過是代表數目的抽象文字，近代人類竟聰明到只用這2種不同數字，如：01001001110，建構成電腦語言。

分子共振目前廣泛使用的是，單一週期性振動，只有一個單位。臨床的結果，它能被多數的受體接受。剩下不接受單一週期性振動的受體，它們想要的是什麼樣的訊號呢？需要幾個單位，要如何組成，強弱度呢？我曾有異想，如果生物學家能在遺傳工程的研究裡，也加入研究A、T、G、C的量子波，當分子鍵結不能按照規矩打開或組合時，只要用分子共振操做出A、T、G、C的語言，是不是會有不一樣的效度。如果眞能如此，那麼對於罕見疾病，腫瘤……等問題，是不是又多開啓了一扇大門。

目前，分子共振在振動波的訊號使用上還沒有確切的數據證明，也就是說運用2個單位的組合，以及如何組合才能達到最好的效度。我期望研究分子共振的同好，也能留意這個區塊的研究，這也需要一些測量儀器的配合才能讓研究的結果趨近正確。研究音樂治療的科學家，從無數的音樂曲調裡挑選莫札特的雙鋼琴奏鳴曲K448，認爲是對癲癇患者的穩定療癒有幫助的樂曲。我認爲，它的意義應該不是樂曲的情感或語言，而是頻率。能夠和癲癇患者腦內神經元共振的頻率。之所以可以減少發作，而未能不發作，是因爲整首曲調有部分頻率是受體不接受的，當能接受的受體數量，大於不能接受的受體數量時，症狀就會減輕。曲調可以改寫，找出不被接受的單位或組合，增加被接受的單位或組合，並且調到適當的攝取量。

人體是很複雜、巧妙、多變的，對付他的方法勢必也要複雜、巧妙、多變。爲什麼雞尾酒療法會廣泛運用在愛滋病患者身上，就是這個道理。新穎的或改良的技術，可以提供病人各種療癒的選擇，以因應生存環境中不斷變動的因子，不過，每一種運作都必須顧及到它對人體潛在的衝擊，這也是我們在研究分子共振語言時，所必須留意的。

6－11　分子共振可以自己共振自己嗎

當然可以。轉錄和共振的方式都是一樣的。

不過，有件事最好認清，如果你因為疲累酸痛要共振自己的話，我勸你最好躺在床上睡一覺會比較理想。

分子共振本身就是在工作在研究，只要是工作、研究就一定會耗損能量，所以你不能在疲累的時候以會耗損能量的方式期望它能讓你恢復體力。

那麼如果要自我操作什麼時機最恰當呢？你的體力、精神專注力是穩定的，而且你想舒緩自己身上疾病的時候。往往我們對自己的疾病會比較懶，比較急，因此在共振的時候，心裡就會一直想著：「咦！怎麼還沒好？是不是共振點敲錯了？再換一個地方試試，咦！怎麼也不行，再換一個地方試試……。」我們對別人總是很理智，對待自己反而亂了方寸，這是常有的事。

我覺得找一個同好，互相共振也是不錯的方法，不過在你的心電還未臻穩定前，暫時不要採同時共振對方的方式，干擾會很大。你可別以為莫札特的鋼琴鳴奏曲四手輪彈是每位鋼琴家看了譜就能彈出來的。

6－12　兩個以上的人同時間在同一空間裡操作分子共振時有沒有可能發生相消干涉

可能性不大。因爲人體系統是一個混沌系統，不同的個體，不同的動能和位能、不同的頻率，而且被操作者的心電和操作者的心電亦同時參與共振。但是如果操作者是機器的話，即使被操作者的心電有差異，只要振動波的頻率大於心電的頻率就有可能發生相消干涉。

但是，我所擔心的不是相消干涉，而是波的干擾。操作者必須要有極強的心電活動，不過，這是可以經由訓練達到。

6－13　要如何洗掉分子載體上的訊息

我們在科學與奇幻相遇章節裡已爲大家解說原子的習性，無論人體的殘留物質多麼微細，都幾乎可用科學的儀器搜尋到它們的蹤跡，科學辦案就是利用這些蛛絲螞跡找出凶手的。

在分子共振時，這些殘留物質確實會造成干擾，殘留物愈多，干擾愈多，所幸這些干擾只在分子尚未完成規律排列之前有影響，如果經過數次共振，分子排列完成並回歸本體則各得其所。

但是因爲使用的人次較多，常會影響當下的效果，所以我建議大家，如果分子載體只是自己在使用，就不須多出清洗的手續，如果是多人使用，每用1次最好做一次清理工作，就好像外科用的手術器械，每做完一個動作都要換一個消毒過的器械一樣，那是爲了避免感染。

分子共振是隔空操作，本來就沒有感染的問題，但是在轉錄的模式中，輕拍小白和對小白吹氣的動作就會將人體殘留物如：唾液、汗水留在小白身上。只要病患是健康的，就不會有接觸傳染的危險（這是前提）。假設第二個患者並沒有接觸模具，那麼第一個患者的殘留物對他會有什麼影響？不要忘了，分子共振時所共振的是被轉錄到分子載體上的所有訊息，就好像如果你不將不需使用的檔案丟進資源回收桶並將之清除，那檔案永遠占住電腦的記憶體。在電腦裡只要不開啓舊檔案，它就不會運作，可是分子載體還沒有進步到那種模式。所以，只要使用次數過於頻繁，又沒將分子載體清洗乾淨，就會產生雜訊干擾共振的效度。

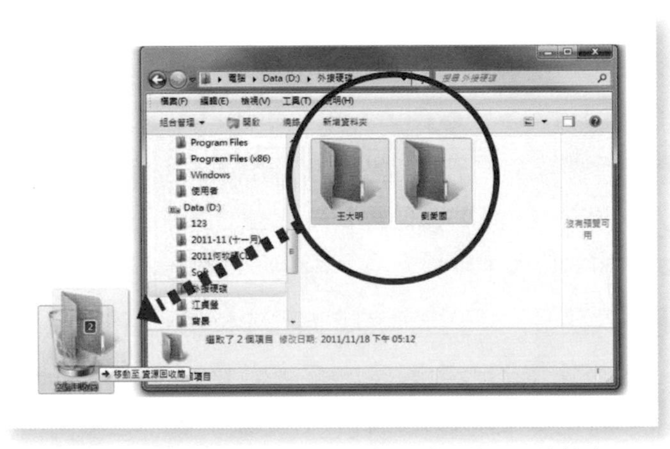

清除分子載體上的訊息，就像在電腦裡將不用的檔案丟進資源回收桶清除一樣。

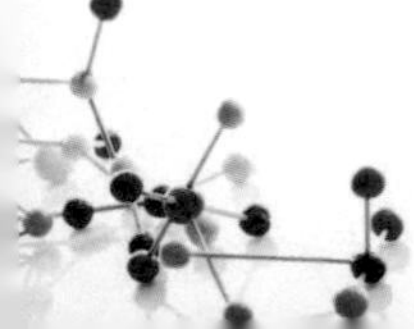

碰觸轉錄和呼氣轉錄是初階操作者和一般人使用的模式，因為接觸的患者少，清洗容易，聲波轉錄是初階和進階在使用，基本上轉錄容易，但清洗時則必須要具備探測電訊網的能力，確保能刷除舊的電訊網。

我現在介紹幾種清除分子載體訊息的方法，請大家選擇適合自己的方式使用——

1.將常用的分子載體影印後護貝或裝進塑膠透明夾裡，如果要連續使用於不同患者，只須用乾淨的濕布擦拭後即可繼續使用。因為我的工作室裡隨手可得的就是酒精和藥洗，所以我都是直接噴稀釋酒精或藥洗後擦拭乾淨才使用。噴藥洗還有一個好處，大家可參考（解惑6－6），不過前提是你確認藥洗的品質和適用性。

2.常用圖可一次影印多份，採病人專用的方式。

3.儘量使用採取電訊和聲波轉錄的方式，訓練自己採取電訊的方法。

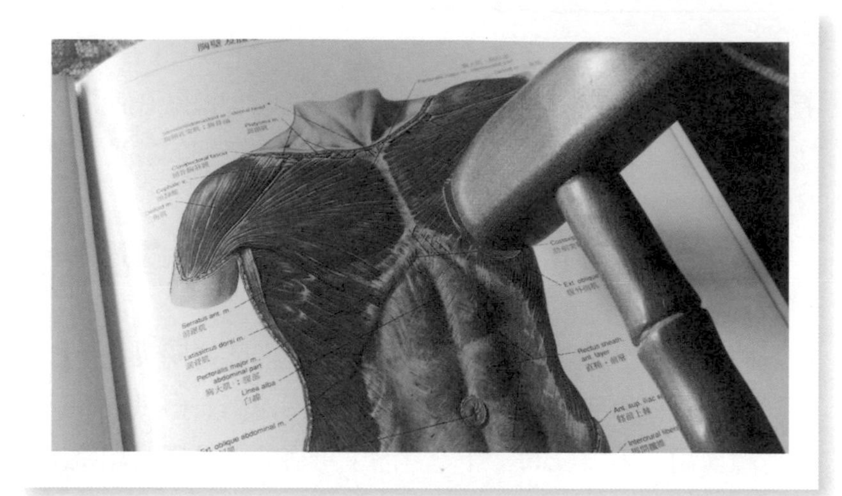

操作分子共振。

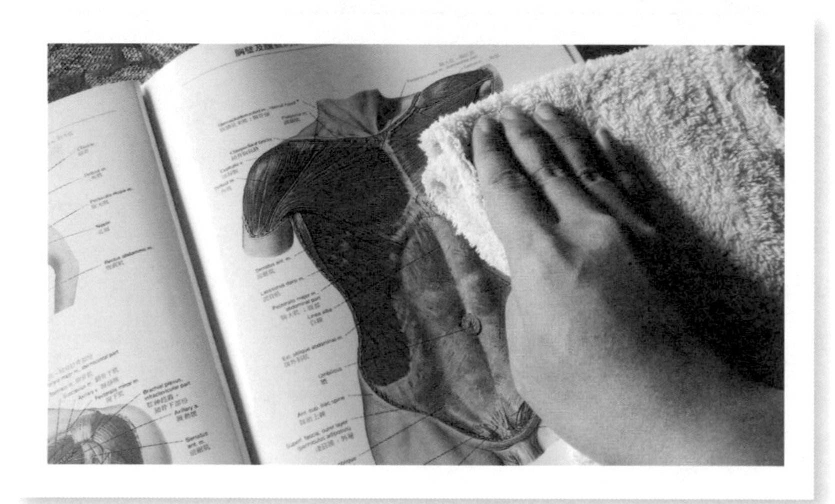

操作後用布擦拭移除。

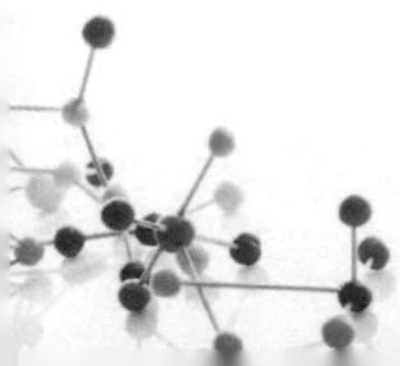

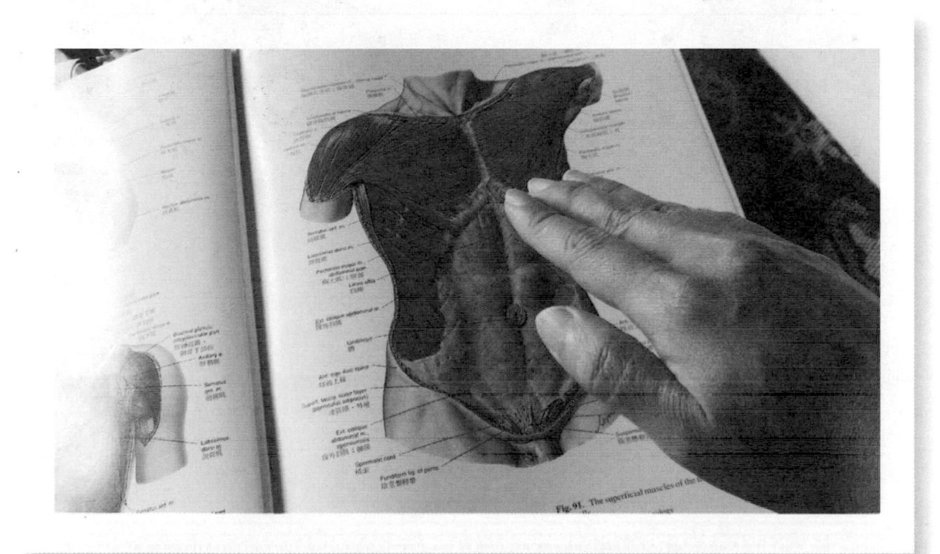

操作後以探測電訊的方式移除。

6－14　虹膜圖也可以做為分子載體

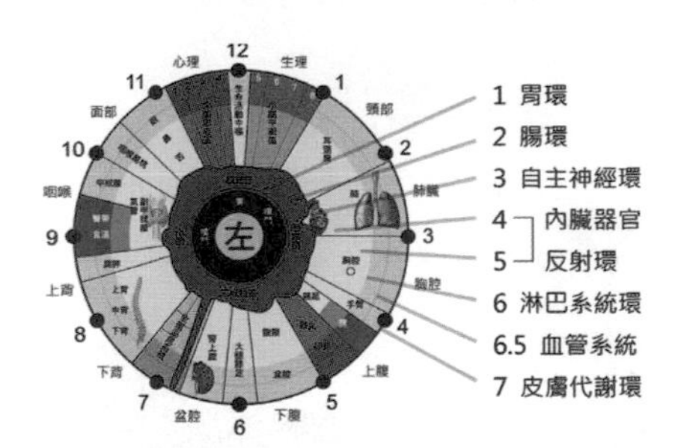

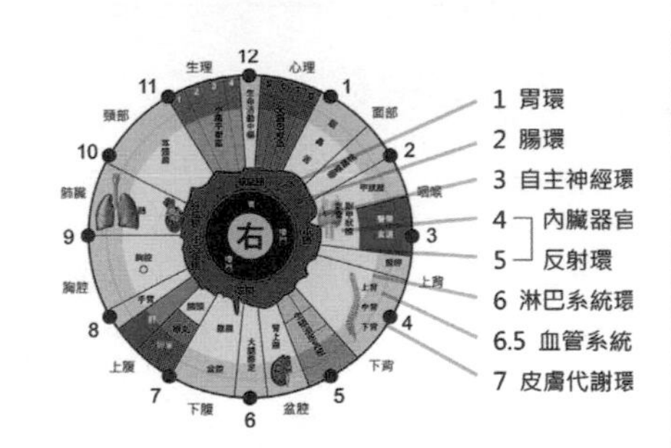

眼睛虹膜

在18世紀中葉，匈牙利有一位名叫伊納茲·凡·比撤裡(Ignatz Von Peczely)的十歲男孩，有一次和他的寵物貓頭鷹玩耍，不小心把貓頭鷹的腿折斷了，過了一段時間，他在貓頭鷹受傷腿的同側的黑眼球下半部發現一條黑色的條紋，隨著腿的痊癒，這條黑色條紋逐漸消失，最後變成一個極小的黑點。

小男孩後來成爲一位醫師，開始研究眼睛與人體器官的關係。於1866年出版了第一本關於虹膜醫學的書《自然領域與痊癒藝術的巡禮》。在這本書問世後，艾密爾.希列格(Emil Schlegel)醫師也出版一本比撤裡醫師的研究成果報告。

和比撤裡同時間，一位瑞典的順勢操作者尼爾利奎斯(Nil Lil; equist)研究改進虹膜診斷的方法，也寫了一本專書，叫《從

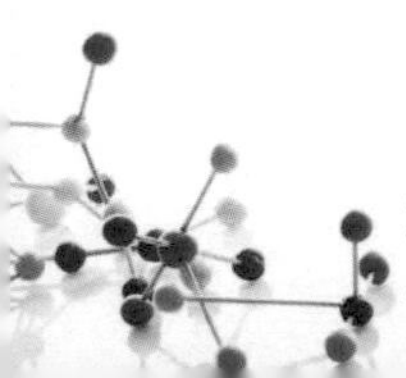

眼睛來診斷》，這本書受到醫界重視，被翻譯成英文，分成上、下兩冊。之後，許多醫師投入研究，終於建立了一套完整的虹膜圖譜來說明身體各器官與虹膜的關係位置，而且虹膜學在歐美一些發達國家的醫科大學裡已被列爲醫科生的必修課程。

我在國際虹膜健康學會的網址裡看到關於虹膜學的發展歷程，深受感動，不過，非常遺憾的我不是一位醫師，在法規的約束下，有許多我不能表達的文字，我希望分子共振法也能像操作者尼爾利奎斯的著作一樣被醫界重視。我只是起點，唯有越多專業人士投入研究，分子共振的成效才能更臻完善。虹膜學用於診斷的準確性隨醫界的不斷研究而提昇，但是，診斷後的治療是不是也相形重要。比撒裡因爲成爲醫師，在有生之年能將童年記憶發揚光大是我所欽羨的。

本虹膜圖是依據虹膜診斷學的標示，請繪圖專家重新繪製，因爲虹膜和人體器官的位置對應乃是專業人士歷經多年研究才得到的成果結晶，如果專業人士發現本圖繪製有誤，請以國際虹膜健康學會所提供的專業醫師的著作爲依據標準。

虹膜圖也可以做爲分子共振的載體。我將之視爲全息胚療法的延伸。

「虹膜評量」是一種透過眼睛瞳孔的變化，來推斷個人的健康狀況及康復過程的一種檢驗技術。研究虹膜學的專業人員，可以藉由瞳孔肌肉纖維的變化，如：坑洞、斑塊、線條、顏色……等的變化，來分析全身各部位的健康狀況。

因此在選擇分子載體時，分子載體是否對病人有幫助，病人只要注視預先準備好的視力表做測試，視力變清晰就是有益，視力變模糊就是有害。

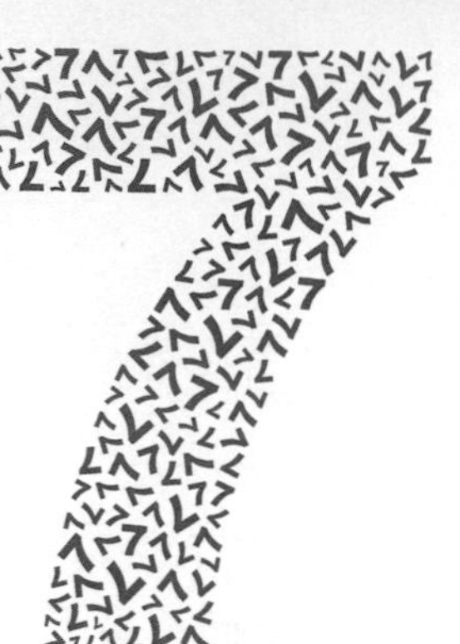

分子共振相關文章

7－1 簡易分子共振
——腳踝扭傷

晚上10點多，小兒子坐在我的桌腳下許久，我問他：「坐在那裏幹什麼？」

他說他的左腳踝受傷了，很痛。而且輕輕敲地板時也會痛。

我問：「什麼時候發生的事？」

他說是早上到學校時發生的。

我有點氣，居然拖到晚上我下班後才說。

我找出一張左腳的解剖圖，共振腳踝周圍肌群，因爲他說用腳輕敲地板時也會痛，所以足底肌群也不能放過。

共振約10分鐘左右，他感覺好了一半，我要他先去睡，因爲他體內的分子還會持續共振修復組織。

隔天一早，我問他：「腳還會痛嗎？」

他說：「感覺好多了。」

※共振圖請參閱《Sobotta》p.339，Fig533、534；p.341，Fig537。

※註：這三張圖因為是右腳，我使用的左腳是電腦反轉後的圖。

7－2 簡易分子共振
——我舒緩自己的肋間神經痛

今天早上我起床的時候，我的肋骨下面會痛，而且呼吸就會痛，走路都不能挺胸。

爸爸幫我操作了一會，給我吃完藥後，我忍著痛去補習班上課。中午媽媽接我回家，我告訴她還是會痛，媽媽就給我一張解剖圖，叫我自己共振自己，結果不到10分鐘，很快就沒那麼痛苦了。

你們知道我敲哪裡嗎？

媽媽叫我先敲脊椎兩邊，再敲橫隔膜，敲完後，我要非常用力轉身才會痛。我告訴媽媽用力轉身時肋骨的右邊最旁邊的位置會痛，媽媽叫我從髂腰肌往上敲到斜角肌，來回敲，我一共敲了8次，就比較好了。

※共振圖參閱《Sobotta》（二）p.73——橫膈。

※這是小朋友的日記，本會徵求同意後刊登。

7－3 簡易分子共振
——小孩也能輕鬆學會分子共振：拔河受傷記

星期三我們學校舉辦拔河比賽，比賽結束後我的胸骨的左邊會痛，其實從早上開始就會痛了，拔河結束後又更痛了，而且打

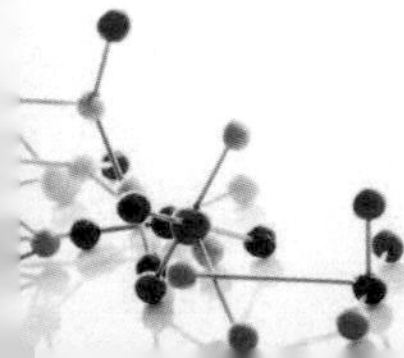

嗝時也會痛。

我告訴媽媽，媽媽就給我一張解剖圖，而且跟上次一樣是同一張，又是叫我自己敲橫膈膜。果然，敲了一段時間後就不打嗝了，疼痛也比較好了。

※共振圖參閱《Sobotta》（二）p.73橫膈。

※這是小朋友的日記，本會徵求同意後刊登。

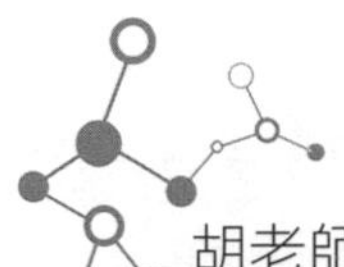

胡老師說：
橫膈膜這張圖不是萬能的，我常用，但也要看狀況，我是聽了他的敘述，問了前一天發生的事和當天發生的事之後，才選圖給他的。以結構力學的觀點看，橫膈膜痙攣會引發許多問題，例如：打嗝、胸悶、心悸、食道灼熱感、胃痛、眼睛模糊、頭痛、呼吸困難、膏肓痛……等，有時舉手有障礙和橫膈膜也有關係。如果你有橫膈膜的解剖圖可多加利用。

7－4　進階分子共振
——舒緩落枕自己來

最近落枕的人特別多，許多人都在問爲什麼會落枕？

其實落枕的幾個主要原因，以人體網狀力學的觀點來看是：

1.脖子著涼。

2.一個姿勢停留過久，枕骨和寰椎的水平角度有點偏移。

3.白天工作時，某個姿勢讓肩頸過度延展，人體啓動保護性收縮機制，但是因爲平時患處的肌群過度使用而僵硬，所以收縮後就無法自行回復了。

4.骨盆結構失衡超過肩頸所能承受的臨界值。

很多人平時就有上述之2、3、4項問題，剛好遇到最近天氣轉涼，肌肉生態還沒有完全調適好，脖子一著涼就中獎了。通常在夜晚入睡前還不會感覺冷，所以大多將被子蓋在肚子上，脖子、手、腳都露在外面，入夜後，體溫降低、室內外溫度也降低，而窗戶開著，電風扇開著，風切經過頭，則容易頭痛、脖子僵硬；經過腳，則容易抽筋，我們身上的不舒服和酸痛，常常是這樣不經意造成的。

從物理學的觀點來看，溫度越高，分子的活動越快，人體的神經傳導和血液循環也受溫度的影響，當肚子蓋被子時，肚子周邊被覆蓋處溫度較高，血液集中在此處，手、腳、脖子的溫度較低，分子活動較慢，夜裡當身體在改變姿勢或做肌肉延展動作時，神經傳導的衝動和肌肉伸展的速率不能協調時，就產生抽筋反應。多數人有夜裡腳抽筋的經驗，但大多能自行舒緩，不過，如果脖子抽筋了，就很難回復，落枕就像是脖子抽筋，而且不會自行回復，如果置之不理，要拖一個星期左右，中醫會做針灸處理和局部按摩、推拿、貼貼布；西醫則使用止痛劑和肌肉鬆弛

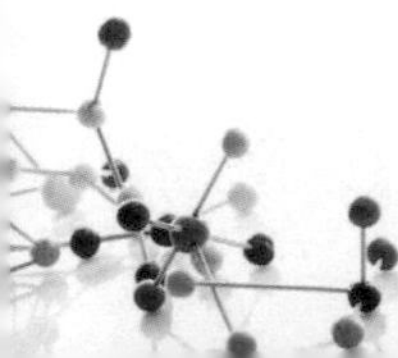

劑。大概療程是3至4天左右。

不過，如果你會分子共振，或許不用拖那麼久，而且省時省事。

我們可以使用頭顱骨模型或是頭顱骨的解剖圖來操作分子共振。

共振點是：

（1）枕骨上、下項線，先共振患處同側，再共振對側。

（2）頂骨上項線，先共振患處同側，再共振對側。

共振2至3分鐘後，自行轉動脖子，如果有比較好，就繼續共振，如果5分鐘後還不能改善，可增加冠狀縫和矢狀縫的交會點，我稱之爲「頂額三角」，是頭顱骨成相區的黃金地段之一。只要大家反覆共振這三處，而且注意夜裡保暖，落枕是可以自己輕鬆搞定的。

7－5　進階分子共振
——背後脊椎兩側痛

很多人有脊椎僵硬，疼痛的問題。

有些人不碰觸脊椎不會痛，一碰就哇哇叫；有些人不碰就痛，碰了也哇哇叫。

有一個小男孩，就是屬於前者，他有弱視、斜視。

我請他趴在床上，觸摸脊椎兩側，T1－T9之間都會痛。

我使用小白（頭顱骨模具）共振，共振區是矢狀縫兩側。

我觸摸小男孩的脊椎兩側，並且詢問他的感覺，他說：「比較好了。」

不過我觸摸到T7－T9時，小男孩還有痛感，因此，我集中共振頭顱骨成相區的T7－T9，再次觸摸時，小男孩說：「已經不會痛了。」

我想確認後背痛對小孩的視力有沒有影響，請小男孩看一下視力表，小男孩說：「視力表看起來比剛剛清楚。」

有時候我們會覺得眼睛容易酸澀，模糊，身體總是感到繃得緊緊的，喘不過氣來，家裡如果有小白，可以共振矢狀縫兩側，沒有小白有解剖圖也可以，沒學過頭顱骨成相區也沒關係，只要反覆共振矢狀縫兩側就行了。

不過，切記！縫上不可共振。

7－6 進階分子共振
——共振豬頭也可以改善手臂痠痛

因爲公公身體不太舒服，昨晚我和婆婆談論分子共振的事，建議他嘗試爲公公調節消化系統的問題。婆婆聽我說完分子共振後不太理解，有點懷疑，我告訴她：「分子共振時所需使用的分子載體不限於解剖圖，或人形骨架模具，只要能成功接收轉錄的物件都可以。」

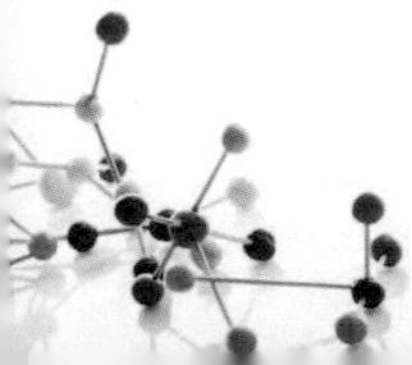

我環視客廳，電視櫃上剛好有一個大型的豬頭雕刻，木頭材質，可以存銅板，大家應該看過，過年時年貨大街經常見到。

我問婆婆：「您現在有沒有不舒服的地方？或想改善哪些部位？」

婆婆摸著左上臂三角肌接肩峰的位置說：「我這裡已經痠痛很久了。」

我問：「您的心臟有毛病嗎？」

婆婆說：「嗯，有，二尖瓣脫垂。兩年半前，一個夜裡，心臟突然跳得非常的快，我試著深呼吸和用氣功調理都沒辦法控制。後來檢查出二尖瓣脫垂和高血壓，所以一直在吃降血壓的藥。不過，這裡的酸痛在那之前已經有了。」

我說：「那裡是在心臟的反射路徑上。何況心臟和血壓的問題也不是突然就有的，而是長期累積的。」

我將婆婆的分子轉錄到豬頭上，採冠狀縫和頭顱骨成相區定位法共振，約三分鐘左右，我請婆婆用手觸摸左臂痠痛處。

婆婆說感覺比較好了。

我繼續共振一分鐘後，婆婆說已經沒什麼感覺了。

我教她分子轉錄的方法，請她有空就自己共振自己，不限時間，共振時心情放鬆，要專心（知道自己在共振誰），以不累爲原則，手就會慢慢好起來，心臟、血壓也會比較穩定。

7－7 高階分子共振
——五十肩：分子共振搭配形姿自救法輕鬆做

有不少人被五十肩所苦。通常西醫會採用長期吃止痛藥和肌肉鬆弛劑來減輕病人痛苦，或是局部注射麻藥，進行復健，嚴重時會採用手術治療後再進行復健。中醫會以針灸、推拿、按摩爲主，有些會合併使用電療，拔罐、小針刀等手法。無論中西醫，整個療程約6至9個月不等，但不保證癒後功能能回復百分之百，有些會拖到一年半載，有些癒後功能僅剩一半，甚至四分之一不到。這些和病人的生活作息、工作習慣等都有極大關係，病人的配合度是否積極也是癒後功能良好與否的關鍵。尤其是病人若不好好保養，適度運動和休息，很容易再復發。

形姿自救法和分子共振對五十肩的病人幫助很大，非常推薦平時將之做爲自我療癒和保養的矯正運動。

結構療法中並不建議使用強力拉扯的動作爲患者進行復健，那是因爲患處如果經歷長時間長期強力分離動作，肌束膜、肌纖維膜沾黏的地方非常容易發炎，而且就像將兩片塗滿強力膠的紙板分開一樣，表面會粗糙不平，肌膜之間的潤滑度不夠，絕對會影響肌群的活動，長時間後，容易再次沾黏發炎。然而，如果藉由分子共振改變沾黏部位的分子結構，就不需使用強力手法介入，不但日後功能恢復快，而且可以減輕復健時的痛苦。

依據人體網狀力學的觀點來看，五十肩和骨盆的高低位差和

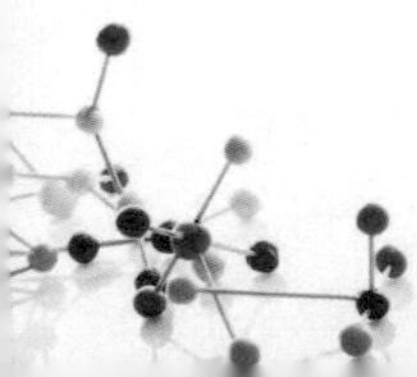

旋轉有密切關係，在臨床上常見的現象是：如果左手患五十肩，當病人站立時，右側髂骨高位，而骨盆是由左向右旋轉。

如果這時能立即使用形姿自救法中的轉椎法（屁股坐左邊轉向右邊）或跨膝調髂（右腳跨過左膝後，向左擺動右腳），就可使髂骨逐漸回到同一水平線上，然後再採用平移轉椎法（慢慢扭動左側腰臀向右），調整平移旋轉的角度，所有運動過程皆以不累爲原則，採漸進式，逐漸增加次數，最好每天都能做到100次。運動結束後，緩慢坐起，頭不暈才起立走動。經過自行結構調整後，原先如果有舉手疼痛、無力，有阻礙等症狀者，絕對會有好轉的感覺。

上述運動應該天天做、經常做、認眞做，大約經過一個星期後，再配合翻山越嶺的自救動作（我在興農的演講影片中有教），手臂的功能很快就可恢復。

如果再加上分子共振，復原的情況會更理想。

共振點：依手臂做不同動作區分。

1.手上舉障礙：

（1）頭顱骨模型——頂額三角、頂枕三角。

（2）人體骨架模型：肩胛骨內面（先用敲擊法，再用擦拭法）。

2.手臂橫跨胸前觸摸對側手臂

手臂轉向背後做向上抬舉動作

（1）胸腔肋間肌先敲擊再擦拭，加強喙突到胸小肌段。

（2）胸大肌附著之胸骨、鎖骨到肱骨段，先敲擊再擦拭。

有一位患者在今年六月發病，吃了數個月的止痛藥和肌肉鬆弛劑，仍未見好轉。但是經過上述方法後，他說：「活動的範圍不但變大了，而且活動時比較輕鬆，也不會感覺那麼痛了。」

形姿自救法是自己可以做的，分子共振慢慢學也會變得精熟，以下三點希望大家注意——

1. 分子共振局部時，會加快局部的修復功能，但是我們的腦神經已經習慣了過去身體的修復速度，因此，在頭顱骨調整腦頻率的程序絕對不要忽略，如果有做調整頻率的動作，不但可以維持效果，不易被反拉，還可以延長細胞共振後的連鎖調整反應。萬一忘了也別緊張，只是效度減少而已。
2. 沒有頭顱骨或人體骨架模型也沒關係，只要有解剖圖或是可供當做分子載體的物件即可。
3. 人體網狀力學非常重視蝴蝶效應，分子共振的操作點和網狀力學息息相關。肌肉活動一定是全身性的，因此，分子共振時，如果有障礙點未解開，會影響效度，此時一定要能變通，尋找一下其他障礙點，以湊磅數的觀念，通常以患者的習慣動作，即肢體語言來找，會有有效線索。

7－8 高階分子共振

——消化系統通路障礙

有一個病人來找我時說出下列一連串問題，他希望我立即爲他處理。他說：「我眼睛痛、頭痛、頭脹，躺在床上時眼睛脹到無法入睡；我的脖子痛、肩膀痛，轉頭時更痛，胸口悶悶的，呼吸困難，舉手、放手時胸口的肋骨會痛，張開手臂、收回手臂也會痛；胃痛有灼熱感通到喉嚨，肚臍周圍熱熱、脹脹、刺刺的痛，右下腹會痛，左上腹也會痛，脇肋會痛，背後下背部兩旁會痛，右邊的臉頰會痛，下顎會痛，轉頭時覺得有一條筋會一直拉到前面的鎖骨、後腦勺，然後痛到頭頂；我的舌頭現在腫腫、脹脹、刺刺的，嘴巴很乾、很不舒服，不想說話；我會心悸，睡不好，突然站起身會覺得頭昏眼花；我的體重在下降中，吃不胖。我現在身體的右半側非常不舒服。」

我能理解他的焦慮，我先將他不對稱的身體結構稍作調整，接著使用分子共振，共振結束後，他說：「我的舌頭恢復了，身上的疼痛好了許多，我覺得又可以看到天、看到地，做回我自己了。」

事實上針對他的眾多問題，我不清楚中、西醫會將之定位爲哪一種病名。我知道他看過許多醫師，也做了許多精密的檢查，還動了幾次手術，似乎都沒辦法解決他的問題。我舉這個例子並不是要訴求分子共振有多棒，我們絕不可高估任何一套療法，並且期待它能治療所有的疾病，我只是希望藉這個例子和大家一起探討發生在我們身上的諸多問題，有時只是一個系統的通路出了狀況，如果我們不能將整個人體當成一個緊密分工的個體，而是將它分別解剖對待的話，很難進入問題的核心。

如果你能嘗試理解我的觀點，那麼當你或你的親人發生類似的問題時，你會知道如何使用分子共振或其他你所擅長的方法來啓動人體自我療癒的工程。

在我們進入共振消化系統通路正題之前，我們必須先清楚二件事：第一，人如果要活著，就必須有能量；爲了讓人能活著，身體必然會消耗能量。所以，我們必須不斷地製造人體所需的能量，這種能量就是ATP。第二，提供能量的原料，例如：陽光、空氣、食物到達我們身體後，是如何轉變成養分分子而在體內活動？簡單的說，就是：養分是如何到達身體各部位的？製造養分的工廠如果管理不善，會不會影響ATP的品質和產量？

依據人體正常的養分製造程序：從口腔進入人體的食物，經過消化器官和消化腺的分解後，經由消化管道到達小腸時，會由小腸吸收大部分的養分，養分會經由小腸黏膜下的細小血管（微血管），然後微血管會聚集成名爲「門脈」的粗大血管，運往肝臟。此外，脂肪會被分解，經由淋巴管進入血液中，再從心臟運往肝臟。這些被運往肝臟的營養，有些會被做爲讓機體運轉的能量，有些會做爲製造身體組織的原料而被儲存起來。

現在，我們回到正題，我先敘述共振的臟器及通路以及病人

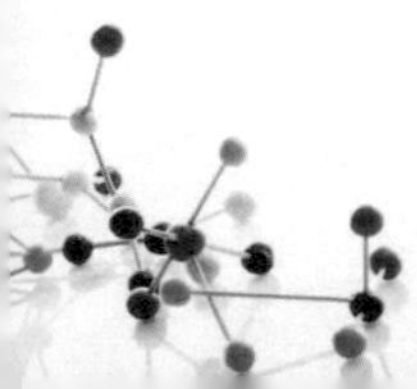

當時的反應。

1.腎臟→舒緩下背痛。

2.膽囊、總膽管→嘴巴乾、不舒服、舌頭腫脹開始緩解。

3.胰臟、肝胰壺腹、肝胰括約肌、胰管→肚臍周圍疼痛緩解，口腔唾液開始分泌。

4.肝臟、總肝管、肝韌帶→脖子僵硬疼痛緩解，比較好轉動，頭痛、頭脹明顯改善。

5.十二指腸→從體內聽見「剝」的一聲，整個腹腔感覺舒暢許多，舌頭明顯消腫，好說話。

6.迴腸末端→舌頭的刺痛感解除。

7.腹腔的腸系血管→心悸、呼吸困難、眼睛痛獲舒緩。

8.胸大肌、胸小肌、闊背肌→舉起和放下手臂時肋骨疼痛改善。

9.頭顱骨右上額骨處、枕骨上下項線、眶上裂→脖子轉動、眼睛痛、下顎痛，明顯改善。

10.橫膈膜→胃食道逆流所造成胃上通到喉嚨之間的燒灼感舒緩。

接下來，我們要探討關於消化系統通路的一些問題和病人所產生的症狀之間的關聯性——

唾液腺

1.唾液腺所分泌的唾液除了具有消化分解的功能外，還有潤滑的作用，如果唾液的分泌不足時，會使口腔變得乾燥，水有濕潤作用，但缺乏潤滑作用，需要常常說話的人，因爲口腔缺乏潤滑的唾液，摩擦會增加，於是產生發炎症狀。

2.唾液所分泌的唾液中含有一種名爲唾液澱粉酶的酵素，可以將碳水化合物消化、分解成極小的分子，糊精和麥芽糖。當唾液減少時，口腔內的食物不能被分解成胃所需要的模式，除了增加胃的做工，由胃傳輸給胰和膽的訊息就會有改變，如果胰和膽也發生功能障礙，那麼消化液的質和量也會改變。所以，我們不能期望食物在經過口腔、食道、胃、十二指腸的分解到達空腸、迴腸時能做有效的吸收。

3.雖然唾液的分泌是由副交感神經在控制，不過病人本身如果有機體上的缺損時，也會影響唾液的分泌。如：病人的上頷第二臼齒動過抽牙根神經的手術，目前還在發炎中，這裡接近耳下腺注入口腔的位置，而耳下腺是主要唾液腺中最大的，它所分泌的透明水樣液體內就富含我們剛才提到的消化性澱粉酶。若感染耳下腺炎時，會造成單側或雙側耳下腺腫大，偶而還會擴及到頷下腺，甚至胰臟、和性腺，病人有出現上述三者遭波及的不等症狀。

4.病人抱怨右側臉頰和下顎骨下方經常性腫脹疼痛，不排除耳下腺和頷下腺有發炎情形。在共振大腦解剖圖迷走神經

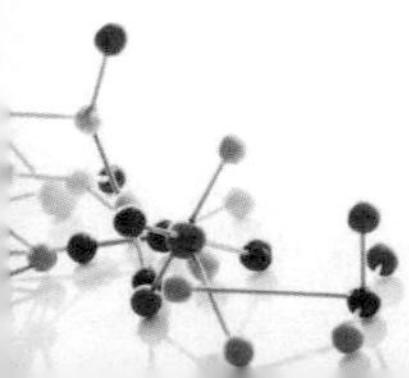

和頷下腺、耳下腺後，改善水樣唾液分泌不足的症狀。因爲同時伴有吞嚥困難情形，所以又共振舌下腺，增加黏液之潤滑度，和顏面神經、C2、和T1神經段，調節交感神經的功能。

5. 通常，爲了達到快速穩定病人的不舒適感，我會採取優先共振膽囊的方式，可以立即減輕口乾、口苦、刺激分泌唾液，減輕頭痛，眼睛痛、和脖子僵硬的症狀。因爲病人健檢的報告LDL值偏高，這是我選擇先共振膽囊再共振唾液腺的原因。

※共振圖：請參閱人體解剖學p.393，圖10、12。

膽囊

1. 膽汁是肝細胞的分泌物，由肝小葉內的微膽管接收後，再匯集成膽管，而後形成大型的肝管，最後合併成一條總肝管。總肝管會和膽囊管相接，稱爲總膽管，最後進入十二指腸。在進入十二指腸的出口處有肝胰括約肌控制排放，如括約肌關閉管道，膽汁則會逆流回膽囊，並加以儲存。
2. 膽汁的作用是乳化脂質。病人因爲擔心體重下降，有每餐吃到十分飽的情形，後來又因爲腹腔經常發炎、腹脹，有時甚至怕痛而不吃、少吃。如果膽汁應該分泌卻因不吃、少吃，而停留在膽囊內的時間過長，內襯上皮組織細胞會將水分及一些鹽類分子再吸收而改變了膽汁的組成比例和成分，膽結石、膽囊發炎，就是因爲膽汁濃縮過度，或肝細胞分泌過量膽固醇而造成。

3. 當膽汁成分不能順利乳化脂質時，血液中的脂質含量會增高，細胞膜的通透性會變差，水分無法儲存，即使喝大量的水仍無法解決口乾、口燥、口苦的問題。共振膽囊，膽管會刺激肝細胞產生連鎖調整分子結構的反應。

※共振圖：請參閱《Sobotta》（二）p.186，Fig.263、264。

肝臟

1. 當血液經由肝門靜脈進入肝竇狀隙，其中含有許多穿過消化道管壁進入血液中的微生物，但肝竇狀隙內襯上皮有大型的kupffer細胞會吞噬並移除血液內的細菌等微生物，被過濾後的血液流過靜脈竇後進入中央靜脈流出肝臟。因此，我們常說肝臟是血液的過濾器，如果肝臟功能不佳，血液的材質就差；同樣的，當血液的內含物混濁時，也會增加肝臟做工的耗損，使肝臟產生病變，而膽汁又是由肝細胞所分泌，膽汁的材質會受影響，消化液的材質不佳，直接影響食物的分解和營養的吸收。

2. 病人的LDL值偏高，就是一個危機訊號，身形瘦、體重輕，LDL值卻偏高，透露二點線索：(1)飲食的種類有問題。(2)消化系統在某一個環節出了問題。有時也可能是整個通路出了狀況。這種情形就好像是A打電話給B，卻

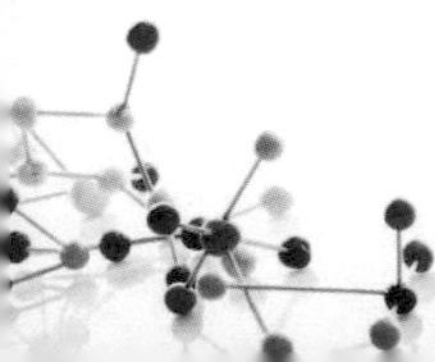

一直打不通，請障礙台來修哩，A的電話沒問題，B的電話也是正常的，結果是連接AB之間的線路出了問題。

3.膽汁是由肝細胞所製造，排往十二指腸。前面已說過，不過，膽汁並未含有消化酵素，但卻含有包括脂肪的消化吸收，以及脂溶性維他命（A.D.E.K）、胡蘿蔔素、鐵、鈣的吸收所不可或缺的膽汁酸。膽汁酸是肝臟以膽固醇所製造而成。基本上膽固醇是不溶於血液中的，必須與脂蛋白結合後才能運輸到身體各部分，用來製造重要激素和維生素，以維持身體之正常機能。

4.脂蛋白中LDL的工作是運輸膽固醇到細胞，用來穩固細胞膜的構造，血液中LDL濃度過高時，容易在動脈管壁上形成脂肪沉積，而這些沉積會引起發炎，導致動脈破裂，凝血因子會在動脈破裂處凝結成血塊，這些血塊也可能鬆脫，流進血液循環中，使流向身體某部位的血液受阻。

5.LDL除了有引發血栓的危險性，被體內活性氧給氧化的LDL，身體還會將其判定爲有害雜質，這時負責消除異物和病原體的巨噬細胞就會聚集起來處理，如此一來，增加巨噬細胞的做工，使巨噬細胞無暇擔任體內巡邏隊的工作，身體免疫下降，而且一旦感染其他疾病，或身上原本就存在著發炎問題，會拖延非常久的時間。

6.病人過去的飲食習慣使LDL值偏高，血糖質不穩定，因爲還有自律神經失調和慢性胃炎的問題，消化器官的運作本來就會比較差，加上病人的牙齒不好，長期進行矯正和手術，這段時間也正好將飲食改爲比較難咀嚼的十穀米，和不易消化的燕麥粥。此外，未精製的穀類營養價值雖高，但是磷含量也高，除了可能對平時就容易泌尿系統發炎的病人造成影響外，雖然其非水溶性纖維的含量高，容易被吸收，但是要降低LDL值，水溶性纖維是非常重要的，因爲它能與膽鹽交互作用，膽鹽把消化的脂質經由小腸膜帶進血液中。稍後，膽鹽會再被肝臟吸收，然後又回到小腸。小腸中的水溶性纖維會與膽鹽結合，使膽鹽迅速被排出體外，這時肝臟得製造更多的膽鹽來回應，於是便從血液中去蒐集膽固醇，因爲製造膽鹽必須利用膽固醇。許多人利用吃燕麥來降低LDL值，就是因爲燕麥含有許多水溶性纖維的緣故。不過，水溶性纖維是某些會凝結的澱粉所構成，在小腸不容易被消化，而且這種方式，無異增加肝臟做工的耗損，這就像最近被批爆的問題：節能電器其實一點也不節能，道理是一樣的。這也就是說：病人做了兩件飲食方面的改變，原先認爲是養身的飲食，反而讓身體處於發炎的狀態，而且是惡性循環。

7. 前面有提到，ATP是生物間通用的能量貨幣，人體每天需要用掉大量的ATP，製造ATP不可或缺的物質是氧氣，因爲它可以氧化碳水化合物、脂質、蛋白質而產生ATP。所以，如果氧氣供給不足，身體就會因爲缺乏ATP而使得

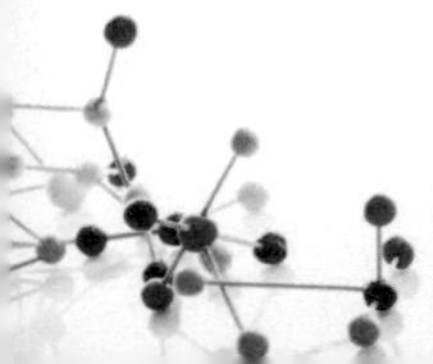

細胞內外的礦物質不平衡，引發組織器官的功能障礙和病變。人體的氧氣是靠血液輸送，當呼吸功能不佳時，ATP的製造就會短少，產生肌肉僵硬的現象，因此容易眼睛痛、突然起身時會覺得頭昏眼花、脖子僵硬、身體僵硬，負責呼吸的肌群無法正常做工，影響呼吸量;工作、活動時要使用僵硬的身軀，就必須費更大的勁，消耗更多的ATP，造成ATP更不足的惡性循環。這時如果病人還連動三次不同部位的手術，那麼臟器組織的復原、肌肉組織的復原一定受到影響。這種情形下，最快速解決問題的方法就是共振肝臟。

※共振圖：請參閱《Sobotta》（二）p.186，Fig.263、264。

胰臟

1.胰臟除了有分泌胰島素的內分泌功能，還有外分泌功能，就是分泌胰液。它是人體非常重要的消化酵素之一，呈弱鹼性，除了可以分解碳水化合物、蛋白質和脂肪，還可以中和十二指腸的PH值。有些人先天有纖維化變性的因子，它們的外分泌腺會分泌極黏稠的黏液而造成相關系統功能上的障礙。例如：胰管阻塞，阻止胰液進入十二指腸，造成營養失調；呼吸道內空氣流動的通道慢性阻塞，造成呼吸困難。

2.膽管和胰管的會合處是一個膨大的短管，稱肝胰壺腹，外有括約肌包覆，控制消化液的流量。如果此處阻塞，胰液無法順利進入十二指腸，但仍會持續分泌，發生胰管自體溶解的發炎情況。此時，膽汁也會回流膽囊，消化液的化合成分就會有偏差，食糜到達小腸後，除了增加小腸的做工，營養的吸收也會變得困難。

※共振圖：請參閱《Sobotta》（二）p.194，Fig.280。

腸系

1. 迴腸是小腸的最末段，和大腸之間有回盲瓣，可以避免從迴腸推擠至結腸的食物纖維、細菌、未消化成分，以及剝離的消化管黏膜細胞等物質回流小腸。如果回盲瓣的功能不完整，或病人在此區附近的腸系間有沾黏或有異物壓迫，就會影響回盲瓣和迴腸的功能。
2. 小腸的PH值會從十二指腸開始，朝迴腸的方向逐漸升高。如果腸液、胰液、膽汁的化合作用無法正常，腸道內的消化和吸收一定受影響，如果病人曾因手術而造成腹腔經常性沾黏，腸子間的蠕動也一定受影響。
3. 維他命的吸收是在小腸進行。水溶性的(B1、B2、B6、C等等)會經由擴散而被快速吸收。脂溶性(A、D、E、K等等)則是被包含在乳糜球內，隨著脂肪的吸收一起被吸收。而抗貧血的維他命B12，則是與胃腺的壁細胞所生成的Castle氏胃內因子結合，於迴腸被吸收。

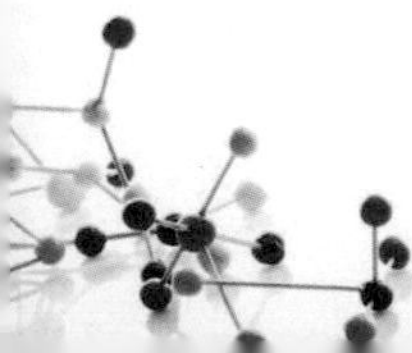

4. 前面提及，病人體重減輕、有姿勢性貧血症狀，而且視力易模糊，如果盆腔的沾黏問題不解決，即使補充大量B12的飲食或藥物，在此處也難被吸收。

5. 腸系間的血液循環非常重要，腸系間有許多血管，負責輸送養分提供組織的修護和再生，也負責將消化管內釋出的營養成分帶回肝臟過濾，這些血管的循環如果受到影響，會使心臟做工量增加，這時會出現容易心悸、視力模糊的現象。

※共振圖：請參閱《Sobotta》（二）p.196，Fig.284、285、286；p.170，Fig.237； p.171，Fig.238。

自律神經和胃的異常

1. 過去在治療胃異常的觀念裡，認爲胃部備有多種措施，例如：構成黏膜障壁的黏液、保護黏膜免於胃酸侵襲的前列腺素和膠原合成素，黏膜再生力以及供應全體組織營養所需的血液循環等防禦因子，如果能和胃內的攻擊因子，如鹽酸和胃蛋白酶取得平衡，胃部便能保有正常的狀態。反之，當平衡被打破，胃就會產生各種令人不適的症狀，醫學上根據不同的症狀給予病名，採取的方向會考量到自律神經及賀爾蒙的關係，或幽門螺旋桿菌的除菌治療。

2. 目前臨床發現，導致異常的重要原因有：牙齒方面的疾病、肝、胰、膽囊等胃部周圍內臟的炎症波及、過度疲勞、睡眠障礙、精神壓力、自律神經失調、及幽門螺旋桿菌感染，以及個人不當的飲食習慣和偏好。

3. 人體雖有其一致性，但生活的差異增加其複雜度，若是再將精神、肉體性的壓力加諸於人體，尤其是那些神經質，凡事又容易往壞處想的人，以及自我機能衰弱的人，很容易讓胃部的「內環境穩定」出現破綻。因爲我們的消化器官無法靠意志力來促進或抑制其消化活動。它是藉由自律神經中的交感神經和副交感神經的相反作用來控制。因此，當自律神經的調節出問題時，胃部異常的問題會變得更複雜而多樣，所產生的外顯症狀也會更多樣。

※共振圖：請參閱《Sobotta》（二）p.182，Fig.256、257。

自律神經和排便

1. 和自律神經的調節關聯性最大者是痙攣性的便秘，經常會與下痢交互產生，因爲結腸痙攣，使腸道變得狹窄，妨礙糞便通過，在腸道內停留的時間太久。有個問題要注意，病人的飲食高纖類太多，而且偏向非水溶性纖維，這種纖維能包覆身體不再需要的物質，同時還可以吸附毒素，如果，病人恰好結腸痙攣，使糞便停留在腸道，這無疑增加毒素在體內停留的時間。
2. 臨床上我們發現伴隨便秘易產生的症狀包括：左下腹部疼痛、腹部有膨脹感、食慾不振、口臭、舌苔、打嗝、頭

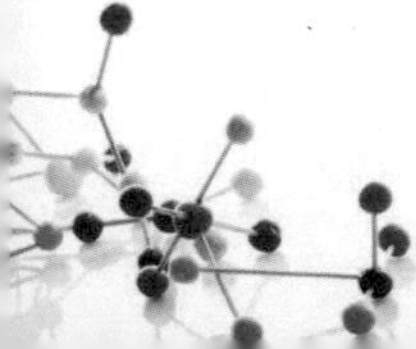

痛、倦怠、注意力散漫、頭昏眼花、焦躁、失眠、皮膚粗糙、面皰、痔瘡、血壓上升等。

※共振圖：請參閱《Sobotta》（二）p.170，Fig.237；p.171，Fig.238。

如果你已耐心地閱讀完上述七項關於消化系統通路的問題，應該會有下面的疑問：是的，我瞭解了，但是分子共振要怎麼做？這已涉及到分子共振中最高階的程序問題了，而且已經是非常專業的領域，一般人可能無法正確地操作。不過，我還是可以提供大家一條捷徑。

我們人體的消化管由舌頭起經食道、胃、胰、十二指腸、空腸、迴腸、闌尾、盲腸、大腸、直腸、最後抵肛門，全長約9公尺長，肝和膽囊藉總膽管和十二指腸相連繫。分子共振有一個極大的優勢就是它可以將巨觀微觀化，將大圖縮小於方寸之間。否則解剖書裡的器官繪圖也不算小，每個器官和管路都共振完要花不少時間。

由藝軒圖書出版社出版的人體解剖學P.385的附圖，可以從起始點一路共振至結束，用槌尖，密度越高越好。P.384也可以使用，因爲還有非常重要的肝和膽囊。

唾液腺方面要另外共振，可選用P.393的附圖，肝、胰、膽、十二指腸之間的通道，則建議使用P.404的圖12.26。

共振時是否選擇圖片越精細，效果就越好？其實不盡然。重點是共振的位置和程序是否正確，所謂正確，又不該陷入現今醫學的主流觀念的窠臼裡。《Sobotta》的解剖圖非常精細，是分子共振時常用的工具書，不過，對一般人而言，它非常昂貴，我的學生大多上網購買二手的，可節省一半以上的費用。不過，我在書中曾提及的一位喜好高爾夫球運動的患者，曾在一次打高爾夫球時，打到第七桿時喝下一杯冰的啤酒番茄汁後，就手腳嚴重抽筋，第八桿無法再打而放棄比賽。他來找我時，手腳還是酸痛的，我當時要他使用的解剖圖就在藝軒的P.401，那是胰臟連接十二指腸的簡圖，我要他自己學會共振，先共振肝胰壺腹和肝胰括約肌，再從胰臟尾部往十二指腸的方向共振胰管，約10分鐘左右，疼痛完全解除。

另外，有一個小男孩眼睛往上看時會有藍色像光影的細絲漂浮下來，我也是使用眼球肌肉的簡圖共振，圖片就在藝軒的P.297，他的問題是因爲眼睛向上看時整體眼球肌肉不協調所引起，利用簡圖共振後藍色光影就消失了。

所以，只要有圖就可以，不過正確度很重要喲！

我們知道病人有自律神經失調的問題，解決這個問題，可以改善大部分的症狀，當然，有許多狀況是因爲病人採取多次侵入性檢查和手術後感染所引發，我們必須從其他部分共振來解決。不過單就自律神經而言，自律神經和器官之間的關係，就像十字路口的紅綠燈，如果交通號誌亂閃，十字路口立即癱瘓，它們是一種密切的循環關係，大腦皮質將來自人體各部位接收來的訊息統整後傳給下視丘，然後透過下視丘腦下垂體副腎系統和自律神

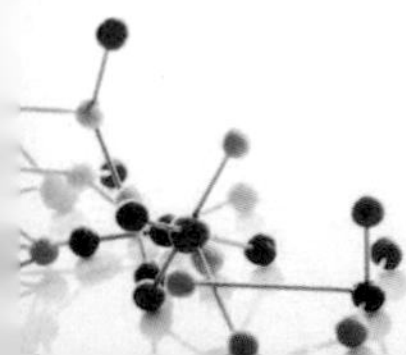

經系統的作用再傳遞至末梢臟器，當末梢臟器接收錯誤訊息而運作失序後，病人會因緊張而更加誘發自律神經失調的症狀。

爲了避免自律神經的錯誤訊息傳給末梢臟器，必須在其到達目標物之前攔截重整。交感神經是由脊髓的胸、腰段發出，副交感神經是由腦及薦段脊髓發出。因此，調節自律神經系統最好的共振方式是用頭顱骨，共振點是矢狀縫兩側和冠狀縫兩側及頂骨兩側的上顳線。另外《Sobotta》的第一冊P.187、P.188對自律神經失調所誘發的頭痛很有幫助，但是P.188只有左側，可用電腦反轉的方式再補上另一側，具有相同的效度（血管例外）。

7－9　病人自己的X光片是絕佳的分子載體(一)——車禍手術後遺症

同樣是來自於病人身上的影像，但意義並不相同。常人在什麼情形下會拍照？又在什麼情形下會拍X光片？沒錯，病人生病了、受傷了，或者對自己身體狀況產生懷疑，這時自己的X光片就誕生了。不需任何轉錄模式，病人的分子已經存在於片子上，而且永遠有效。

有一位病人，也是我的學生，女性，55歲，她因爲車禍，左腳被植入5支鋼釘固定，第一次療程結束，拆掉3支鋼釘後，曾經因爲無法順利走路來找過我，當時，我利用分子共振讓她的活動功能恢復50%，第二次療程結束，拆除最後2支鋼釘，經過三個月，她受傷的腳仍舊無法做抓地的動作，蹠屈和背屈的角度和健康腳相比，差距很大。走路時腳跟和跗骨附近會痛，膝蓋到小腿之間緊繃，蹲下時只能採半蹲姿，而且右腳必須外展分開，我和她開玩笑說：這叫小狗灑尿姿。玩笑歸玩笑，這種姿勢若不立即調整，日後骨盆歪了，更不易調整，因骨盆應力傷及腰椎可不好玩了。

她在電話中告訴我她的狀況時，我即請她帶著鋼釘未取出前的X光片和再去拍一張新的X光片。

她來的時候，舊X光片被折成一條條的痕，我告訴她，雖然它是舊記憶，可是卻是讓他的腳回復功能的寶貝。我操作分子共振，直接共振X光片的腳踝，她的腳踝還在發炎，而且有組織鈣化的跡象，接著共振跟骨被植入鋼釘的位置，只要是X光片中可見鋼釘的位置都要共振，然後詢問病人將最後2支鋼釘放在何處，這時病人會開始回想鋼釘帶回家後處理的程序，和放置地點，我刷除部分分子後請病人嘗試跪下，小狗灑尿的姿勢已不見了，剩下蹲下時緊繃的感覺。

病人有時會要求醫生將鋼釘帶回家做紀念，其實鋼釘也算醫療廢棄物，最好留在醫院循正確管道銷毀，我一直強調原子有記憶，所以請病人回家後將鋼釘做處理，不要留著，我開玩笑地對她說：「鋼釘會一直為你工作，盡忠職守，你想蹲就很難了喲！」

病人轉念對矯正是有幫助的，病人趴下時若以外力令其背屈，她的腳踝會向外側偏移40度，但健康腳則沒這個問題。那是

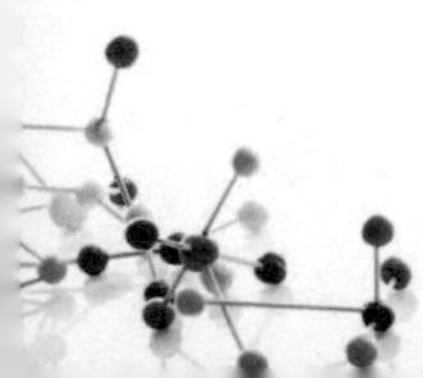

因爲她的脛後肌群痙攣的緣故，病人因爲腳傷，經常性酸痛，採取捏、打的放鬆動作，我對她說：「妳把我教的東西都還給我了。」禁止使用搓、揉、捏、打的動作，使用次數越多，時間越長，傷害就越大。

我利用一張膝蓋側面的解剖圖，左右兩腳都要共振，接著再回復共振X光片腳踝組織鈣化的部位，約10分鐘左右，她不僅小腿肌肉開始放鬆，就連使用五趾抓地的動作也可以操作，大姆趾不會痛了，腳後跟走路也不會痛了，原先腳底筋肉糾結的表面，摸起來也變得平順了。

接下來我必須將她的身體結構做一些調整，這一段必須使用結構療法的手療方式，在此不贅述。

將病人身體做初步平衡調整後，接著使用頭顱骨共振，修正病人的復原頻率，再將海星轉錄至X光片上共振，期間請病人操作上、下樓梯的動作，原先病人需要採螃蟹橫行姿，現在可以恢復較正常的人類步行姿。但是缺少力氣，例如：赤腳走路可以，但穿鞋走路會覺得太重、提不動，這時，我再使用脊椎神經解剖圖共振，讓腳的力量早點恢復。約3分鐘後，請她再穿鞋子走走看，她反應：感覺輕鬆多了。

這次的調整時間長達2個小時，因爲受傷時間太長了，九個月的時間沒有接受較好的復健建議，如果病人的家人或病人本身懂得分子共振的話，每天共振10～20分鐘，也不致於延宕這麼久。

分子共振值得被研究、被學習。

7－10　病人自己的X光片是絕佳的分子載體（二）
——脾臟切除手術後遺症和脊椎側彎

這是一個比較複雜的案例，操作手法和一般垂直敲擊不同，因爲病人除了脾臟摘除手術外，還有先天脊椎側彎的問題。

病人曾大量服用類固醇，導致身體急速肥胖腫大，肌纖維被破壞、全身有多處留下無法痊癒的橫紋。左側肋骨以下至髂骨間的肌肉層是僵硬沒有彈性的，前後都一樣，說明確一點，其腹外斜肌、腹內斜肌、腹橫肌包覆的區域全是硬的，而且看不出腰身。

但是右側並沒有比較好，由背後看因爲脊椎除了S型側彎還帶椎體極度右旋，而且胸腔整個往右前側旋轉掉往右髂的位置，右髂也往前旋轉。她在國中時身上有穿矯正衣，但是因爲無法忍受而拒絕再穿。大學時來找我，我們討論了幾種方法，一是繼續穿矯正衣，而且必須全天穿著，只有洗澡和睡覺時才能拿下來。她認爲以前就穿過，行動不方便，非常悶熱，而且拿下來又回到原樣，不願意再試。二是手術，我給她國內非常有權威的外科醫師的介紹DVD，由discovery所拍攝的，請她參考手術的可行性。

後來她的決定是接受結構手療和形姿自救的運動調整。我花了一年的時間每星期一次，終於讓她的身體結構回到平面。不過彎曲度還無法完全回正。回到平面後的兩側腰弧，由先前7cm的差距，縮小到剩4cm，我一直希望右側的肌肉再強壯一點，增粗一點，左側的肌肉再軟化一點，雕塑一點，又花了一年的時間，肌肉

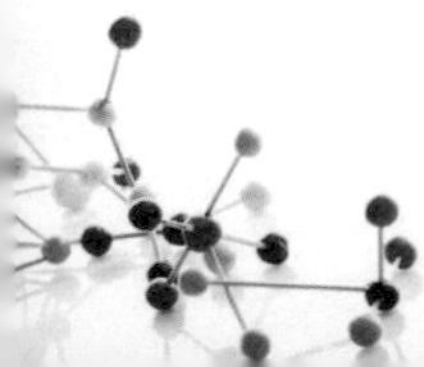

終於有些許改變，但是不合期望，再加上病人的自救法也從每天20分鐘自動調整爲10分鐘，或者休假狀態，因此，並不理想。

我慎重告誡病人，支架要每天穿，至少每日8小時以上還不見得有效，手術後的鋼釘是24小時天天留在身上，脊椎都還不是直的，你運動都不做，只靠每星期一次的矯正，只能維持現狀而無法進步！難道要一輩子接受治療嗎？

我們彼此取得共識，我告訴她：因爲她的側彎是先天的，所以DNA的路徑一輩子都認定要走旋轉的方向，我要嘗試對她使用分子共振，我希望有機會做一些改變。

首先，我認定她的側彎和肌肉半邊僵硬和脾臟的切除手術三者之間是有關聯性的。雖然，她的摘除手術是透過內視鏡，表面只有洞痕沒有切口縫痕，但是從X光片中，我看到在肋骨的下方有七、八處鋼夾，我做了以下的假設。

1. 她缺少一個脾臟，但是她的腦神經的記憶裡，她有一個脾臟，就在被摘除的位置上。這和我在書中提到兒子的植骨手術事件是相同的。
2. 手術縫合的方式影響了肌肉群的生態，胸骨跟著肌肉群的拉力被拉往左下側，導致脊椎向右旋轉。

究竟哪一個假設是正確的？或者二個假設都成立？當我實際操作分子共振後，兩個假設都讓肌肉軟化了，但是第二個假設讓後背脊椎的線條得到較多的修正。

第一個假設的處理方式就是——還給她一個脾臟，虛擬的脾臟。

第二個假設的處理方式就是——利用病人自己的X光片操作分子共振。

這兩個假設，我在不同療程中進行。虛擬脾臟的操作方式是：先利用病人的X光片共振，共振肋骨下方所有手術鋼夾的位置，僅操作這部分，病人自己就感覺出肌肉生態在轉變，接著，我使用一張脾臟解剖圖，共振這張解剖圖後，病人的肌肉開始軟化，而且出現彈性，不再是之前的一塊肉板。這種改變連病人自己也感到驚訝。經過一個星期後，她回來找我，肌肉的狀況是OK的，還保留60%的柔軟度。

這次療程是一個突破，雖然無法讓脊椎的線條再美一點，左側的腰弧再減少一點，不過我又增加一個假設，那就是——我的共振次數不夠，磅數不足，如果湊足磅數，也許會有轉機。不過，我沒有立即增加共振的時間，大多數時間還是使用結構手療。一個月後，我要確認第二個假設。

一開始，我先共振X光片的鋼夾位置，這次共振的時間比之前還長，我請她來回走動，我發現脊骨的線條已開始轉變。我將X光片翻面，從背面看片子，這時片子的影像和病人的背面會在同一側。她的脊突因爲極端向右旋轉，整個脊突從平面的X光片來看，全部都在右側緣，這是她兩年前的片子，和現在顯然有差異，但是仍然可用。我使用槌面以斜敲的方式一椎一椎共振，約莫花了10分鐘後，請她再走動一次，背脊的線條開始修正，實際觸診脊骨雖然還有側彎，但肌肉的垂直中線於行進間幾乎呈現直

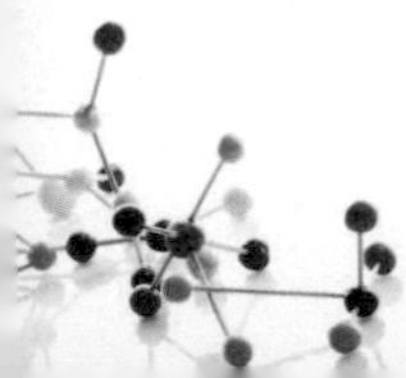

線，接著我又共振X光片中明顯白化的肌肉部分，病人眞正感受到肌肉軟化的舒適感。對病人而言，要讓兩側的腰弧比例一樣勻稱，先天骨架結構就是不可逆的限制，因爲病人一側骨盆外展，一側內縮，而且L5椎本體已出現壓迫，L4幾乎整個轉向，骨骼是可以重塑的，只是要花較長的時間。

病人脊椎旋轉的方式是左向右(由背側觀)，從L5往上到T3相當明顯，側彎的彎弧，胸椎開口在左，腰椎開口在右，敲擊時要注意：1.不要被側彎的角度騙了。共振時必須由右向左斜敲，共振點在棘突上。2.不可忽略側彎的角度。由背側看，造成胸彎開口在左的拉扯力量有三個，一是右側骨盆高位造成的長期肌肉收縮，二是右側腰肌和背肌無力，胸廓向右傾斜。三是脾臟切除手術的體內鋼夾，由深層拉扯前胸廓向左下方轉位。因此，共振的順序是：**鋼夾→由片子正面斜敲右肋廓→胸彎開口處垂直敲（背面）→右側腰肌白化部位（背面）**3.腰彎開口在右的原因除了和胸彎相同外，還有兩個問題：a.左側肌群白化嚴重。b.右側腰薦關節及薦椎的變異。腰薦關節接合處錯位，這和病人骨骼接收DNA的旋轉訊息有關，因爲連薦椎也在旋轉。此外薦椎面上S1到S4之間有一條由右至左的裂紋，而S1、S2之薦中脊右側亦有裂痕和此斜裂連結。因此，在共振時必須花較多的時間在腰薦關節和薦椎裂痕的修復上。這時槌面和槌尖就必須相互視情況交替使用了。至於白化的肌群，只需用槌面垂直共振即可，密度越密效果越好。

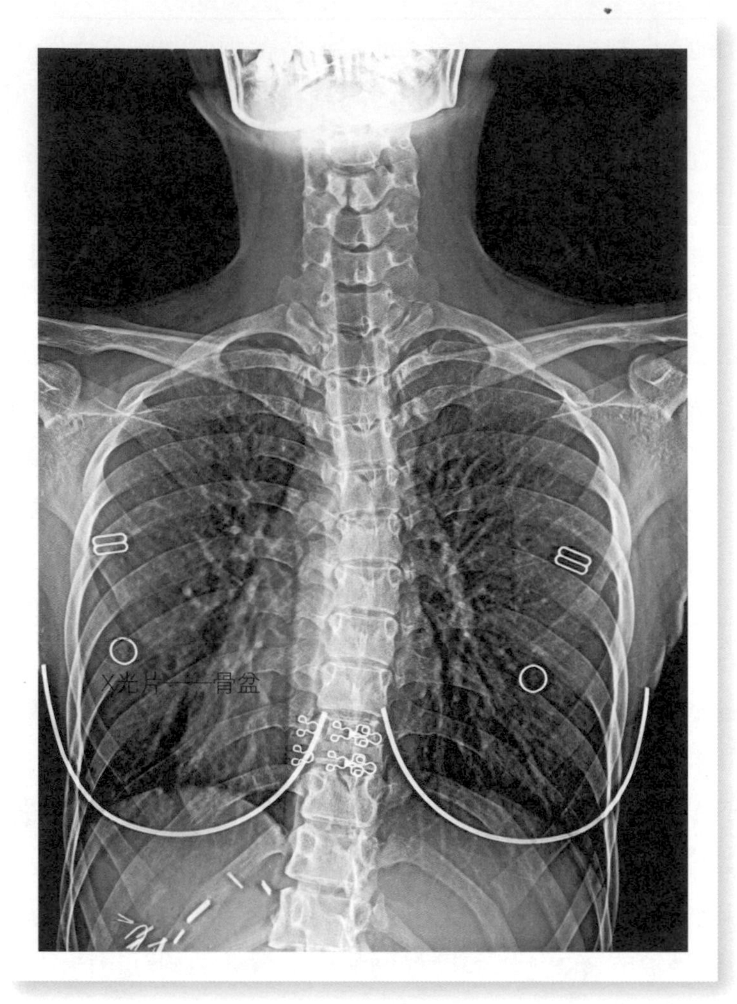

注意脾臟切除部位留下的鋼夾。

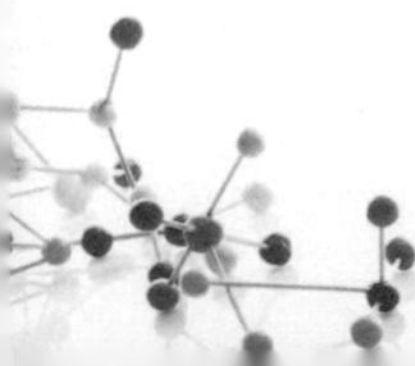

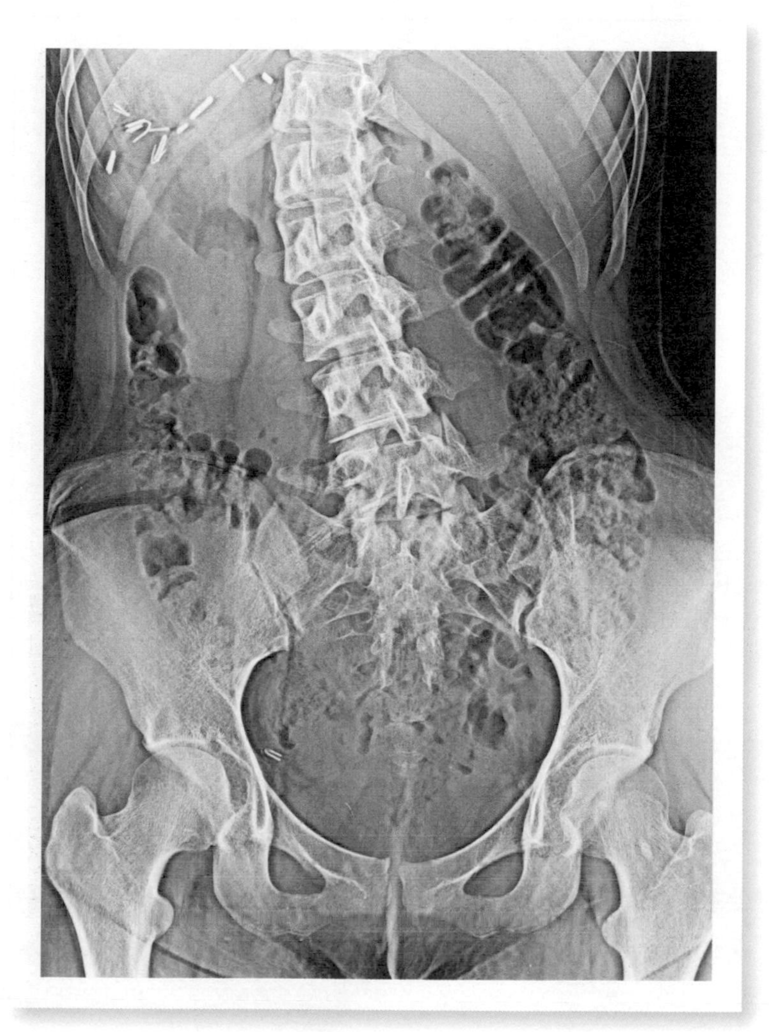

骨盆腔內有鋼夾。

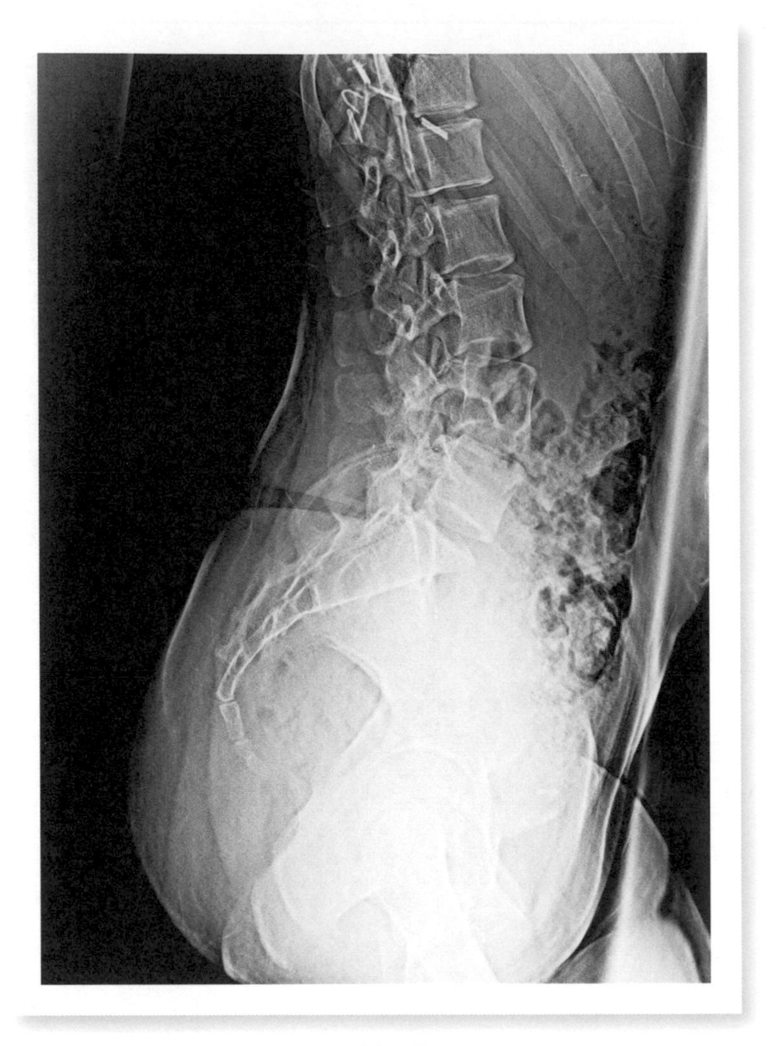

骨盆側面圖。

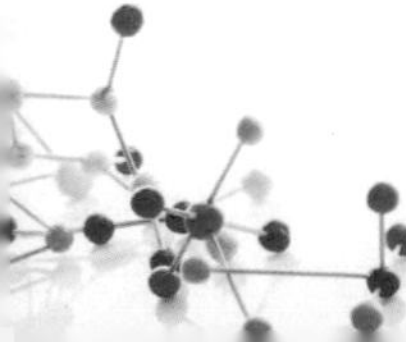

※此三張片子是平躺和側躺拍攝，故看不出胸腔和骨盆旋轉陷落的角度。

其實，我在這次分子共振後，深深地反省了自己和自己所研究的分子共振，我一直沒有使用分子共振調整這位病人的骨架，這就是我的盲點。我認爲她的問題使用結構手療才是最快的。即使，當我利用虛擬脾臟爲她共振後，還是如此認爲。經過這次共振，我發現分子共振有太多可能，如果認爲它有侷限性，那只是因爲我們的未知。

一個星期後，病人回診，左側肌群還維持了前次共振後80%的柔軟度，我這次依照前次的順序和敲法再操作一次，不過，我還加強了一條前次未共振的肌肉白化部分，連接第十二肋和髂骨的肌筋膜，這區塊我用手療理肌了一年，一直無法攻下，而這次共振終於讓它軟化了。接著我逐條搜索，所有和線頭拉扯的肌群都必須解開。不過，椎體側彎的弧度和前次做比較並沒有太大差異，最後還是用手療調整。雖然如此，但還是有新的進展，那就是對於原發性脊椎側彎的病患而言，幾乎都有一個共同點，就是當彎下腰時，肋骨會有一側突起的情形，其實，病人不需要彎下腰，站著時就摸得出來、看得出來，經過肋骨共振後，病人站立時平坦許多，我認爲，如果持續努力，應該會有更理想的進展。

7－11　分子共振和結構力學的運用
——快速解除右手無力的方法

有一位患者對我說，他運動打球時常覺得右手使不上力，和左手不太協調，因此，常常因爲右手而無法盡情發揮球技。

一般來說，右手的問題和左側骨盆高位有關，不過，這位患者卻是典型的右側骨盆高位，因爲太高了，所以右側肌肉呈現極度收縮狀態，神經的通路一定會被收縮的肌肉夾緊，而無法傳達100%的活動訊息，除了神經訊息外，血液的流通和氧氣的供給，都會因肌肉過度收縮而被夾擠，在此區域形成ATP供給障礙的問題。

患者的問題已經很多年了，最近這一年明顯惡化，如果我們只是手痛醫手，那麼病人的問題是永遠無法解決的。

患者趴下時，後側大腿肌群僵硬，尤其是股二頭肌，而且加壓時左側明顯比右側痛，但是側躺時，右側內收肌群反而比左側痛，而且輕輕加壓即痛。

這兩個位置說明了：1.由正面看，患者的腰椎由右向左的平移旋轉影響到右手。2.患者的胸腔肌肉右側應該有狀況。3.患者的右腳足底肌肉應該有狀況。

我選用4張《Sobotta》的解剖圖和頭顱骨模型，分別是：

1.第二冊　P.341　足底圖

2.第二冊　P.54　胸壁肌群(胸小肌)

3.第一冊　P.195　肩關節及韌帶

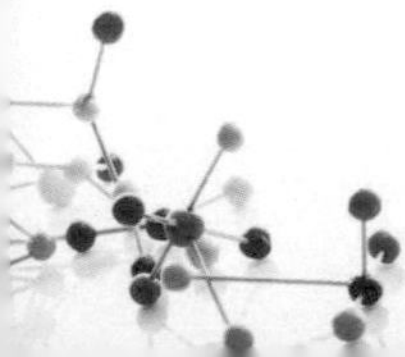

4.第一冊P.220　肩胛骨內面肌肉圖

※以上為舊版頁數。

操作程序：1.基本結構調整。2.共振第1.圖，左腳股二頭肌和右腳內收肌群疼痛解除。3.共振第2. 3. 4.圖，右手的活動範圍增大。4.共振小白，共振區域爲冠狀縫之感覺區和運動區。以共振左側爲主，患者的右手力量開始恢復，5分鐘後，左、右手的力量相當。5.共振小白的矢狀縫兩側，5分鐘後，患者兩手的協調度恢復正常，沒有任何不舒適感。

分子共振爲何能快速解決病人的問題？在我們探討這次的程序和共振點之前，要先清楚一件事，就是：運動時，全身肌肉的協調性很重要，能否協調，身體重心和平衡有極大關聯。只要腳不痛，我們常忽略它們對重心和平衡的影響，是什麼原因讓我們在活動肢體時不會跌倒？因爲重心；比薩斜塔爲什麼不會倒？因爲重心。當你站著的時候，重心會落在兩腳圍成底面的上方某處，如圖：

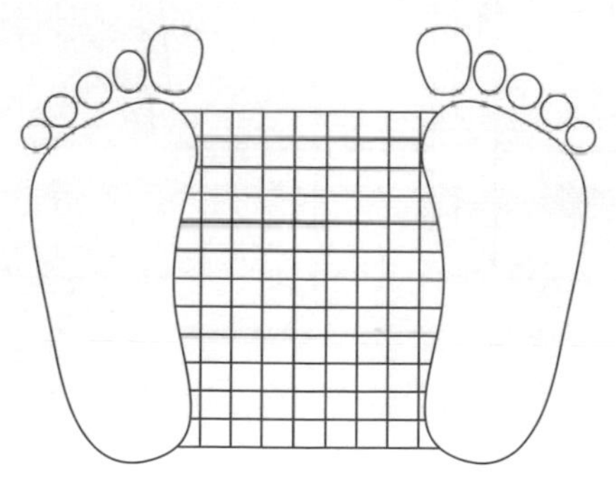

只要讓重心保持在腳所圍成底面的上方，你就可以彎下腰，用手碰到腳趾頭而不會傾倒，如圖1當做下腰運動時，你已經不自覺地將下半身拉直，雖然身體的重心已經在身體外面，但還是在腳所圍成底面的上方。

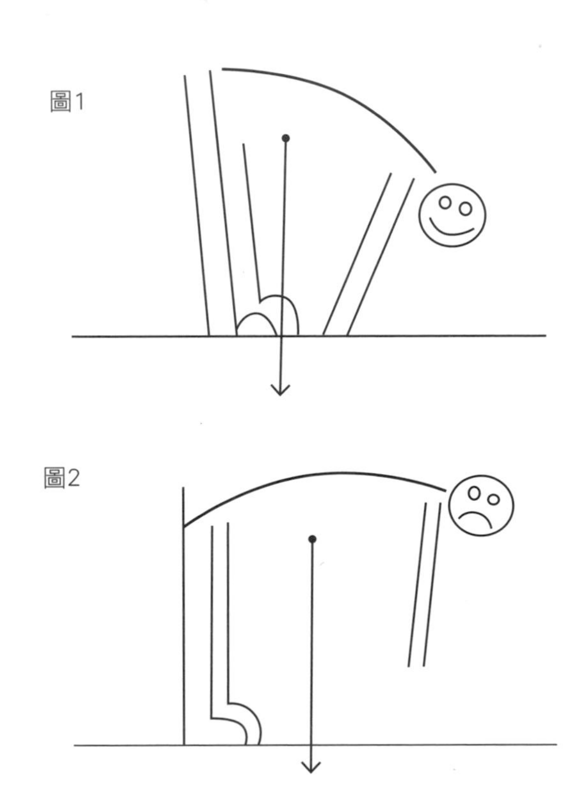

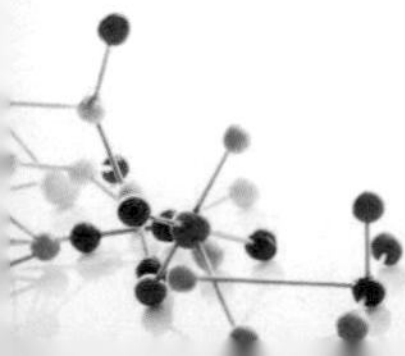

而圖2，如果你的背部與腳跟貼著牆壁站著來做下腰的動作，你已經無法調整身體，且重心會超出雙腳的底面，你會失去平衡，如果你再執意下腰，必然會傾倒。

但是，重心和患者的右手無力兩者間有何關聯？正常情況下，如果你站著，並把兩手朝身體兩側伸直，你的重心會位在肚臍下方2到3公分處，而且約在身體前後的中間處。跟男生比起來，女生骨盆比較大，肩膀比較小，重心位置較低；兒童頭部比較大，腳比較短，重心位置會比成人高個5%。從嬰兒時期學走路開始，人體便不斷地學習調整重心的位置，適應在不同的肢體活動時如何變換角度，讓身體維持平衡而不會傾倒。不過，你可以發現，有些人調整速度快，效度高，有些人則否，爲什麼呢？運動多寡、訓練、功能障礙、病變等都是影響的因素。對於一個雙腳功能完全正常的人而言，如果出現右手無力的症狀，單純調整右手和肩頸，大致就OK了。但是對於雙腳有問題的人而言，會不斷重演比較好→再患→比較好→再患的戲碼。時間一拖，骨盆應力作用會讓傷害增大，反成棘手的問題。

患者左腳的股二頭肌僵硬，表示他在活動時，尤其是轉換身體重心位置時，會將大多數的重擔交付給左腳，所以患者的左腳會出現股二頭肌過勞的現象。內收肌群的神經疼痛走向和S3.4.5有關，因此會一直牽連至腳底。結構力學的操作觀點是：儘量避免碰觸疼痛的高壓帶，一定要先從其他的關聯點做降壓的動作，當患者同時出現內側肌群疼痛和腳底容易抽筋的問題時，我們必須先判定哪一個才是高壓區？以當時的情況來看，患者的內收肌群是高壓區，而腳底是低壓區，因此，先共振腳底，就可解除腿部肌群的高壓而不會疼痛。

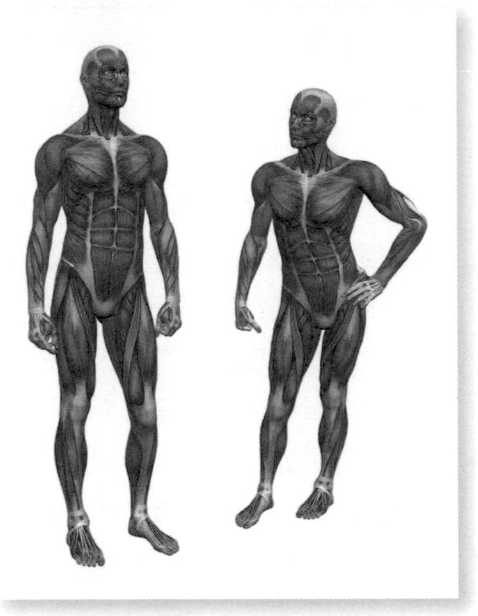

重心轉移時，全身肌肉的變化，
經過長時間的肌習，會導致結構上的錯位。

話又說回來，什麼原因造成患者右側肌群容易痙攣呢？這和患者的運動姿勢有關，患者將重心轉往左腳時，右腳會出現外展的動作，這是原因之一，原因之二和患者的薦椎有關，觸診後，摸到一條因肌肉拉扯而產生的溝痕，由S2裂往S4，以右至左的角

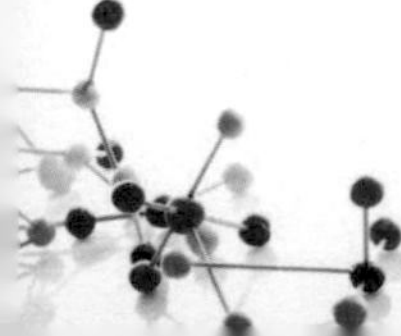

度斜行，研判應該跌坐過，而且重心偏右臀。一問之下，知道當兵時曾摔傷跌坐，重心確實偏右。S3的神經支配大腿內側，S4的裂痕已跨過薦中脊到左側，會造成下背部的肌肉拉扯，觸診患者左側下背部時，確實有明顯痛感。

此外，患者一直無法朝右邊側躺，只能朝左邊側躺，那是因爲一朝右側睡，患者就會噁心、想吐，這和薦椎裂痕造成肌肉向上拉扯，導致胸廓不正，患者的胸廓是由右向左旋轉，向右側躺時，轉向會更偏移，連帶著胃也會跟著轉。只要將胸廓再轉回來固定，這種問題就可解決。修補薦椎裂痕讓胸廓徹底轉回固定是非常重要的，也因爲共振了薦椎，患者說：我現在發覺即使整晚都向右側睡，也不會感到不舒服。當然，我不希望他整晚都向右側睡，最好能變換姿勢，不過，這也說明共振薦椎的重要性。

至於，爲什麼要共振頭顱骨小白呢？我一直強調利用小白調整腦頻率的重要性，另外，還有一個原因，支配右手活動的大腦皮質反射區位於小白的左側，也就是冠狀縫的左前側。頭顱骨在人體網狀力學的配置上，同側主肌肉，對側主神經，我已利用解剖圖共振，增加右側肌肉的彈性和功能，當我共振小白左側時，神經就可暢通無阻立即到達右手目的地，因此，右手的力量就可恢復正常，之所以還要共振對側，和冠狀縫後緣，是爲了讓肌肉的活動度更好，訊息的往返可以更快速流暢。

患者離去時還說：「不可思議！比吃藥還快！」

※參閱頭顱要共振示意圖。（P.78～P.80）

7－12　對乳腺炎和乳腺管阻塞患者之幫助

這位媽媽的乳腺管阻塞症狀已超過五天了，右側乳房有三處非常大的腫塊，面積各約3cmx7cm不等，不但觸摸乳房時患者會有嚴重刺痛，而且乳房無法隨手勢推動，因爲實在太硬了，連舉手的活動都受到影響。

一般來說，乳腺炎和乳腺管阻塞是要區別的，乳腺管阻塞會有硬塊，也會疼痛，乳腺炎因爲是細菌感染，會伴隨發燒，而且硬塊腫脹和刺痛感會更加劇烈。而乳腺管阻塞時間過長，也可能演變成乳腺炎。

根據這位媽媽的敘述：「發病非常突然，乳房除了非常發燙、變硬，還伴隨劇烈疼痛。因爲自己和家人曾學過手療和氣功，所以自行處理。24小時後，發覺症狀有好轉，沒再惡化，所以沒有看醫生，沒有服用抗生素和止痛藥，期間仍繼續哺乳。不過，也一直停留在炎症階段，沒有進一步改善。」

這位媽媽處理的方式過於大膽，我並不贊同。通常乳腺管阻塞的症狀，臨床上在24到48小時內會消失，只要儘快透過熱敷、按摩、Baby吸吮、適度休息，讓乳腺通暢，是不需要任何治療，應該很快就會消失，期間如果暫停攝食高脂肪如奶油、起司，高蛋白質、油炸、刺激性、香辛類、易致過敏食物和發物，如香菇、麵包、茄子、芋頭、南瓜、花生、酸筍、蛋等，會復原得更快。如果超過48小時硬塊和腫痛感還持續不減，我建議立即找專

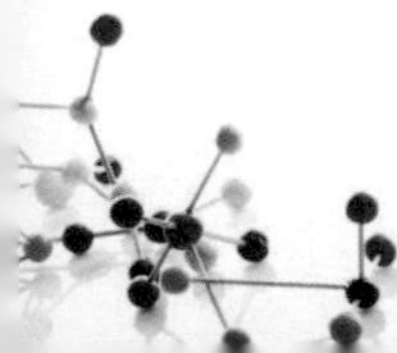

科醫師，如果是西醫，應該會給予抗生素，而中醫則會給予散腫潰堅、清熱解毒的藥。

服藥期間，媽媽仍可繼續哺乳，醫師宣稱不會影響到Baby健康。當然，有些媽媽仍會有疑慮，不敢吃，或吃一點點劑量，如醫師開5天藥，則只吃3天。其實這是很不好的用藥習慣，往往會讓療程延長，並且反覆發作。

這位媽媽來找我時已拖了5天，期間也沒找專科醫師診治，實在不應該。我告訴她：「現在無論妳身上有任何酸痛不舒服都不是首要處理的項目，必須先消炎。」我嚇唬她：「再不消炎，導致膿瘍，可能要接受外科引流手術了。」其實，她自己曾經就是醫院裡婦產科的護士，應該比我還清楚。

因為目前乳房處於炎症高壓區，所以我不直接碰觸乳房操作手療，我先採用分子共振的方式進行消炎。這次選用的優質性生物是：蜂房、蜂蛹、蜜蜂和覆瓦刺冠軟珊瑚。

※解剖圖片則是使用《Sobotta》（二）P.48，Fig.79；P.50，Fig.84；P.52，Fig.87（舊版）。

我是採用交替共振的方式。而共振進行時，因為和患者常有聊天、互動，因此，只需使用聲波轉錄就行了。

因為這位媽媽的硬塊實在又大又硬，又難推動，我花了60分鐘共振才化開乳房內側和下方的2個硬塊，上方外側的硬塊也縮小了1/3，而且可以讓我加壓觸摸、推動而不會異常疼痛了。

接下來我用特製藥洗和手療理肌，理肌時必須一直理到手臂內側至手掌而出，兩手皆要，兩腳也要一直理到腳掌出，全程採用「春風拂柳」的手法，凡學過我的結構課程，都應該明白手、腳和胸部的關聯性。結束後，她站起身，伸展一下身軀，告訴我：「手已經可以自由活動了，乳房也舒服多了，先前連穿脫衣服都非常困難，現在輕鬆多了。」

我再次提醒她，如果沒有進一步好轉，一定要找專科醫師診治。經過兩個星期，她回來找我，我問她：「妳有吃中藥或西藥嗎？」

她說：「完全沒有，老師上次共振後就明顯不會痛了，回家隔天就慢慢消了，沒想到分子共振對乳腺炎也有幫助，而且超快的，老師可以把我的例子寫出來，竟然是用蜜蜂和珊瑚的圖片。」

我很高興能幫她解除痛苦，我必須承認分子共振的力量，但我並不贊同這位媽媽延誤治療的作法，所以還是說了她一頓。不過，為了讓媽咪在哺乳期間不會反覆發作，我們還必須強化周邊淋巴系統的作用，而且，她這次的發炎還波及到兩側的淋巴，是後續要處理的問題。

為什麼共振蜂房、蜂蛹、蜜蜂對乳腺炎有幫助？

1.蜂房：

（1）古法用於攻毒殺蟲、祛風止通。主治：癰疽、瘰癧、癬瘡、乳癰、風濕痹痛、癮疹搔癢、牙痛、惡性腫瘤。

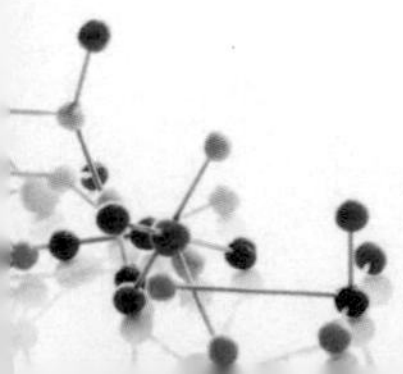

（2）現代藥理研究蜂房的醇、醚及丙酮浸出物有促進血液凝固作用，增強心臟運動，利尿，使血壓一時性下降。

2.蜂蛹：

（1）古書・梁代《名醫別錄》：「蜂子主治丹毒、風疹、腹內留熱、利大小便、去浮血、下汁乳、婦女帶下病。」

（2）蜂蛹又稱「蜂王胎」，現代藥理研究可用來強身、益腸胃、止痛、理氣、化痰、驅蟲、美容養顏、調理精神官能症、兒童智力發育障礙，老年人身體虛弱、疲乏無力、營養不良，還有治療糖尿病、抗癌的特殊作用。

3.胡蜂：

主治風濕痹痛、毒蟲螫咬、毒口疔瘡。

分子共振臨床發現可以增加關節的活動度，目前用於頸部關節的共振。

※我希望您能細讀以下文字：

目犍連尊者是佛陀的大弟子，也是神通第一的聖僧。他的前身是一位樵夫，有一日到深山砍木材煮飯，樹枝上有一個大蜂巢，蜂巢內有蜜蜂和蜂蛹，對身體有補氣、涼血、養顏的功效。因此他不顧蜜蜂死活，用火把活活的將數百隻蜜蜂燒死，取得蜜蜂和蜂蛹享用。

這數百隻蜜蜂被目犍連所燒死爲因，事隔無量劫後，目犍連被外道以亂石所擊斃爲果。

分子共振可以用不殺生的方式取得蜂房、蜂蛹和蜜蜂的功效，祈求眾生仍在食蜂蛹者，慈悲戒之。

7－13　找尋結構共振點的方法

…………………【案例一】共振椅子解決腰背曲伸疼痛……………

我的小兒子因為溜蛇板在轉彎時不慎跌落地上，根據他的敘述，跌落時是後仰薦椎觸地。當時忍痛再爬起來，因為玩心重，拍拍屁股又繼續玩。但是到了晚上，情況就不樂觀了，他發覺身體前彎無法超過30° ∠，後仰更是困難，睡覺前才來向我求救。

我很忙，也累了，我說：「請你哥哥幫你共振，不然你就自己共振。」結果，哥哥也想睡了，因為隔天還有寒輔，一大早要出門。他只好說：「要共振哪裡？」我說：「你爸爸的椅子就行了，自己用手輕拍。」

他依照我的指示：身體前彎會痛就拍椅背連接椅座的位置，身體後仰會痛，就拍靠背前面連接椅座的位置。

過了一會兒，他前彎後仰的角度分別增加到90° ∠和50° ∠，他覺得很好玩，又對小白感到興趣，我說：「你想敲小白也可以，就敲小白的薦椎和腰椎的兩側。」約十分鐘左右，他

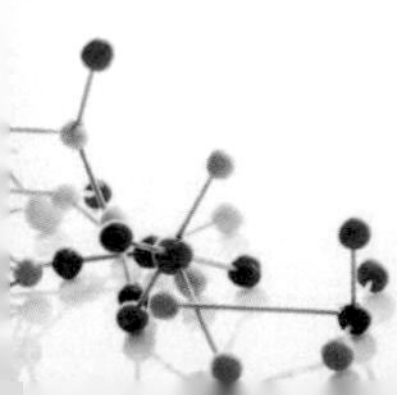

說：「痛感只剩一點點。」

我告訴他晚上睡覺注意保暖，明早就會好了，因為小孩修復快，分子會持續共振。隔天早上我再次問他，確實已經好很多了。

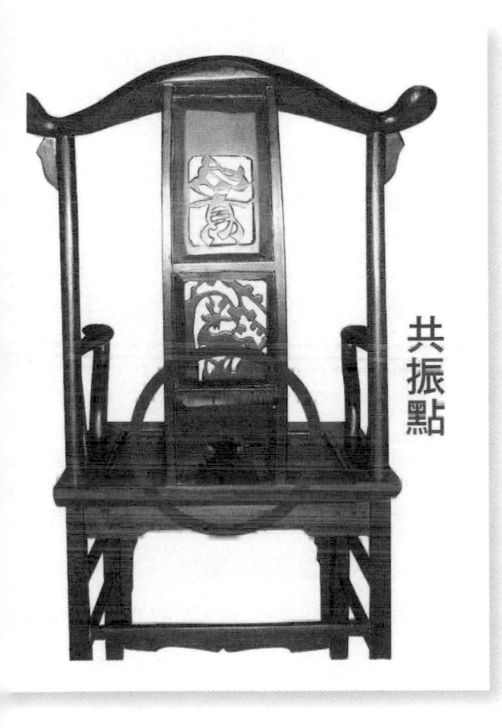

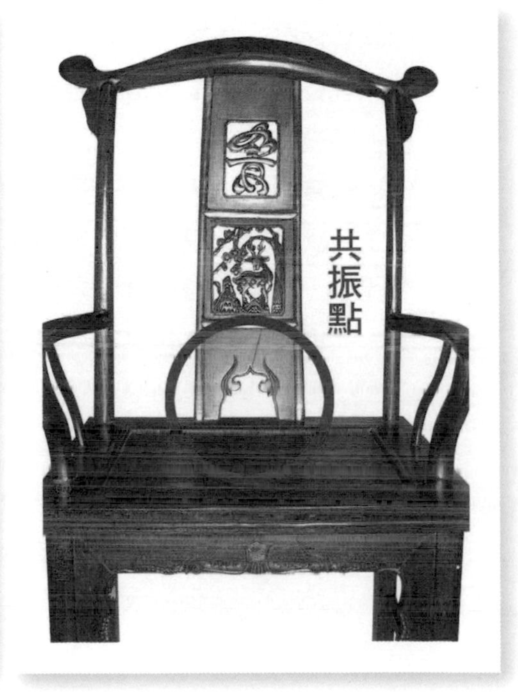

……………【案例二】共振三角旗桿立即舒緩腳踝疼痛…………

我的朋友帶我到霞雲探索教育基地探視受訓中的學生，一到基地就聽說帶隊老師的左腳踝受傷了，她很擔心自己的腳是否能撐到學生結訓。

我環視營區，看到二組由學生架設的三角旗杆，我挑選比較穩固的一組，請她先用手輕拍旗杆上方，再蹲下用手輕拍旗座三隻腳中的一隻，因為旗座是用竹子搭成的，竹子有節，因此是拍最下方的一節，竹節的上下方都要拍。一分鐘後，我請帶隊老師試著活動一下腳踝，她訝異地說：「我原先一轉動腳踝就會痛的，現在還有一點痛感，但是要用比較大的力量和角度才會不舒服，怎麼這麼神奇。」

我告訴她：「這叫分子共振，我將你的分子定位在旗杆上，學生受訓期間，只要有空就過來拍一拍，慢慢就會好了。」她又問我：「舊傷也有效嗎？我的右腳是舊傷。」我說：「右腳就拍另一隻，應該會改善。」

………………………………………………………………

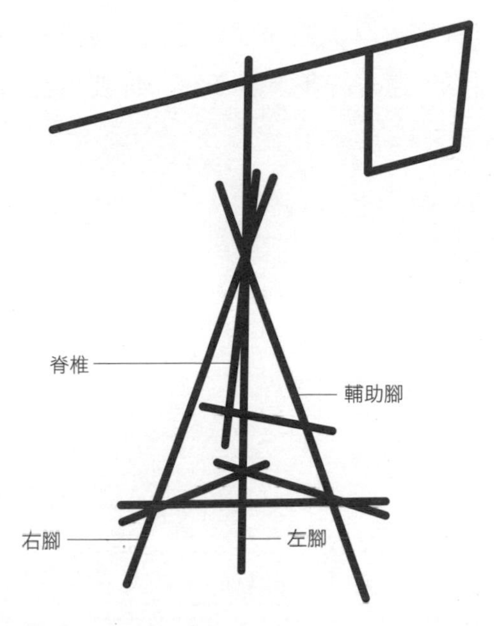

這兩個眞實的案例，和之前所有的案例有何不同？大家發現了嗎？沒錯，做爲分子載體的物件不是人物也不是動物，它們的形態和生物體不是相同類別，三角旗杆和椅子竟然也可做爲分子載體！這是千眞萬確的事。

不過，用物件作爲分子載體有一個難處，就是你必須會判斷它們和人體結構的關聯位置。例如：三角旗杆有三隻腳，哪一隻是右腳？哪一隻是左腳？哪一隻是輔助？脊椎在哪裡？椅子也一樣，哪裡是手？哪裡是腳？哪裡是腰？哪裡是頭？如果你覺得研究分子共振是件有趣的事，我絕對贊同，放眼天下林林總總的物件，你都可一樣樣地試，找出對應位置，驗證、拍照、記錄，然後將健康的訊息和大家分享，原來，除了三角旗杆、椅子之外，咖啡壺、掃把也可以，還有許多、許多……你要自己去試。

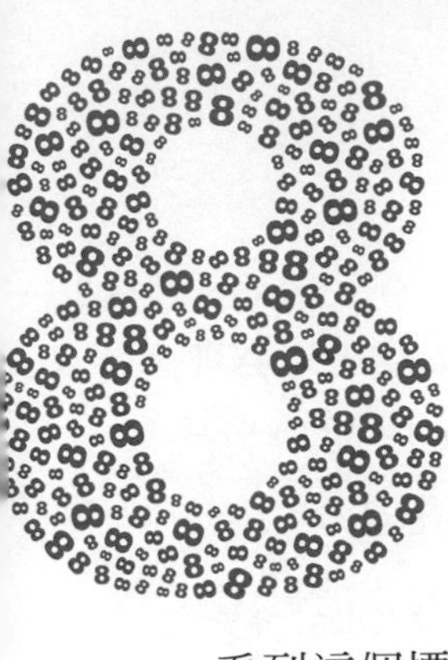

快速熟悉操作的方法

看到這個標題就覺得非常嚴肅，如果沒有正經八百地坐著誦讀，似乎對不起原創。對你們而言，也許認爲學習應該是件快樂的事，何必弄得如此緊張。

如果你閱讀此書只是因爲好奇想了解看看，那麼輕鬆一點無妨，但是，如果你想要研究他，並且將他用於專業的領域，我希望你能嚴肅看待這件事。

首先，我希望你能想清楚自己的立場和定位，包括你自己期望別人給你的定位是什麼？專業理療師、巫師、術士……如果是前者，你必須詳讀我給你的建議，你要到達哪一個層級的專業，縝密厚實的科學理論基礎絕對是關鍵之一，如果是後者，你可以保有神祕色彩，但是要被認同而且受到尊敬，希望你最終還是選擇我給你的建議。如下：

1.不斷地提煉你的思考，尤其是科學方面的思惟

思考是沒有界線的，觀念往往就在一念之間。我們可以應用不同的尺度來觀察人體。在「巨觀」的尺度上，將平時需以電子

顯微鏡才觀察得到的原子、分子的領域變得可看見也可以處理。

我們在二十世紀，成功的操控了原子和分子的特性，合成了許多新材料和新物質，運用於基因工程的研究也在邁入二十一世紀時有了驚人的發展。可是對從事手療醫學的研究者而言，會認爲科學裡最微細的原子和分子應該是屬於不同層面的運用，而顯少碰觸，即使有運用，也僅限於透過經銷商瞭解所購買的醫療設備的原理及使用方法。

——學習科學能得到前所未有的全新視野，情況就像是爬山一樣，每一步都是前一步的延伸，也是更高處的起點。而且每爬高一步，就能看得更高更遠。（蘇卡奇John Suchocki）

2.區別你出錯的原因是什麼

爲何運用分子共振的成果不佳？是自己對生理解剖學的觀念不清楚？遺漏了什麼思考線索？或是在結構力學上判斷錯誤？是操作的技術不熟練？還是操作的程序出錯？從這些地方來自我診斷，就不難看出自己該在什麼地方去加強。

3.不斷豐富病理方面的知識並且提出驗證

多花時間閱讀醫學方面的書報。許多人習慣上網查資料，網路資訊有許多是置入性的醫學報導，可信度有爭議，最好是專業

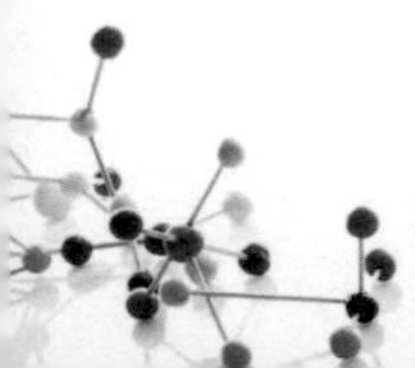

性的醫學論著。接著，你要嘗試提問，找出遺漏處，並且懷疑其正確性，提出自己的看法，最後驗證。

這是提升專業程度最好的方法之一，但是，在這個過程裡也會有陷阱，尤其當我們不夠謙卑的時候，我們很容易產生「偏見盲點」，也就是容易看到偏見對他人認知的影響，卻昧於偏見對自己信念的影響。簡單地說：只挑選符合自己期待的觀念和結果，卻忽視、摒棄或懷疑不符的觀念和結果。趨於專業的半調子很容易掉入泥沼。不過沒關係，只要你肯提出自己的看法，當然，前提是你已有豐富的病理知識背景，別人會很樂意在公開場合幫你除錯，這也是督促自己進步的好方法之一。

4.多接觸案例，不斷累積經驗

在做診斷時，結構經驗資淺者，往往先針對外顯症狀做處理；而資深者卻會從肌肉力學與結構力學，甚至從動能與位能的變化來思考。例如：有一個每打兩場高爾夫球後，手就會兩三天出現無力，無法緊握拳頭的患者來求診，資淺者會從頸椎、旋轉套、手肘、手腕著手，而資深者可能會先從小腿後側群肌以及大腿內側肌群著手。爲何差異如此之大？那是因爲資深者會從整體結構做考量，除了注意病人的骨盆、長短腳、整體肌肉比例、背骨曲線變化外，還會請病人示範習慣性的揮杆動作，並且詢問現在和過去的病史，瞭解彼此之間是否有關聯性，最後才會做出判斷，這些瑣碎的細節都是從無數的案件經驗累積而來。說實在，技術要進步，除了多接觸病人，不斷地累積經驗外，實在沒有更好的辦法。

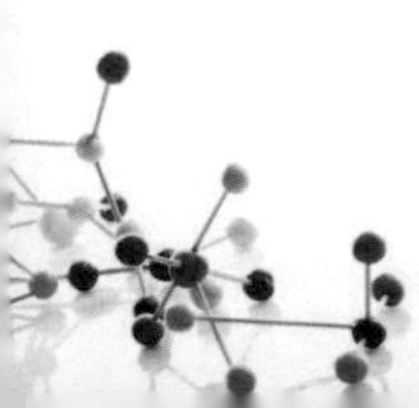

書後記 Postscript

沒有任何一套單一的醫療方式可以完全醫治發生在人類身上的所有疾病，也沒有任何一套單一的養生療法可以提供人體全方位的保健，分子共振法絕對不是萬能的，但是它值得被研究。

我們知道宇宙間有許多奇特的力量存在，人類運用智慧不斷地找尋他們，發現他們，更利用他們謀求人類的福祉。我所研究的分子共振的原理，不僅可以運用於輔助醫療行爲，可以運用在儀器、設備的研發，還可以運用在基因工程的初期測試，減少失敗……等。

我認爲分子共振應該被廣泛研究，並被推廣到醫療資源貧乏的地區，也應該被廣大的群眾瞭解、學習，不但可以自救，還能救人，以期減少醫療資源的浪費和社會成本。

我們對宇宙間奇特的力量所知甚少，而且依據全球人口總數計算，眞正能夠受惠於已知力量的人數微乎其微，分子共振能讓每一個懂得拿工具的人受惠，並且協助無法活動的人、稚齡孩童……等，它不需要投入大量的金錢才能學習，只要聽過我的解說或擁有這本書，立即可以親自驗證。

我期望能有更多更多的來自不同領域的專業人士，物理的、化學的、生物的、醫療的、電機工程的、農業的……等方面之研究人員願意透過他們的專業來認識它、瞭解它、研究它，分子共振還有許多範疇需要研究驗證，也許它能爲罕見疾病打開另一扇窗，也許它能爲慢性疾病找到根本解決的辦法，也許它能讓病痛纏身之人活得更愉快而有尊嚴。

總之，讓我們做做看。

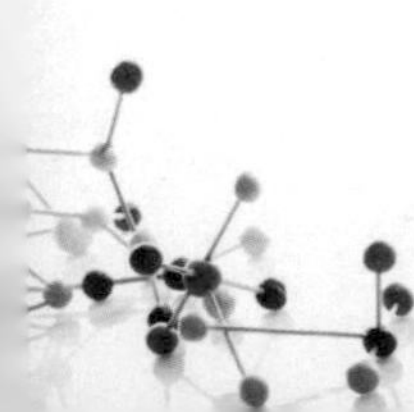

Healthy（10）

不可思議
分子共振健康法

建議售價・380元

國家圖書館出版品預行編目資料

不可思議分子共振健康法／胡友寧著. 一初版.一臺中市：白象文化，民101.07
面： 公分.——（Healthy；10）
ISBN 978-986-5979-24-9（平裝）
1.順勢療法 2.分子 3.振動
418.995 101004797

作　　者：胡友寧
校　　對：胡友寧
專案編輯：劉承薇
編輯部：徐錦淳、黃麗穎、劉承薇、林榮威
設計部：張禮南、何佳諠、賴澧淳
經銷部：林琬婷、莊博亞
業務部：張輝潭、焦正偉、吳適意
發行人：張輝潭
出版發行：白象文化事業有限公司
402台中市南區美村路二段392號
出版、購書專線：（04）2265-2939
傳真：（04）2265-1171
印　　刷：基盛印刷工場
版　　次：2012年（民101）七月初版一刷

本書所述為另類療法，僅為正規醫療之輔助，生病時，請先尋求正規醫療，以避免病情延誤。

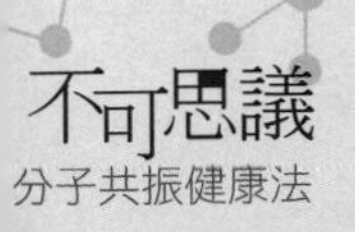
不可思議
分子共振健康法

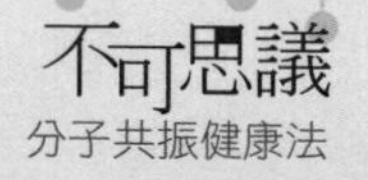
不可思議
分子共振健康法

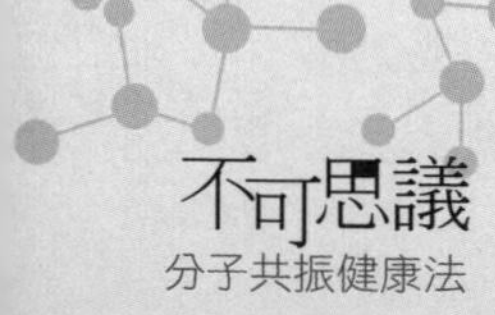
不可思議
分子共振健康法